Partnermassage

Christine Unseld-Baumanns

Streicheleinheiten für Körper und Seele

Partner Massage

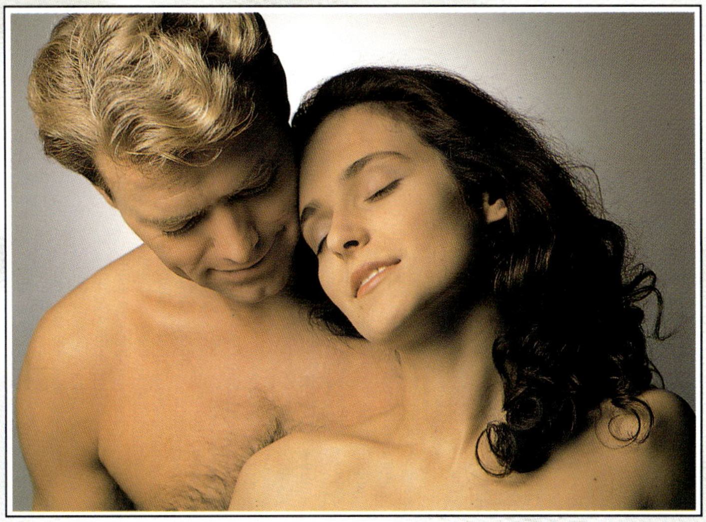

FALKEN

Inhalt

Einstimmung auf die Sinnlichkeit

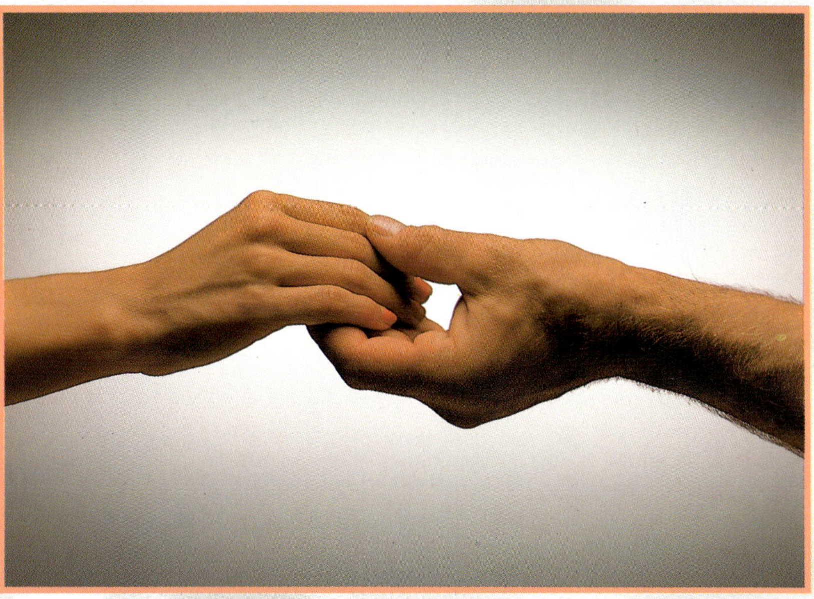

Die Reise über den Körper

Die Sehnsucht nach Berührung erfüllt uns vom ersten Tag unseres Lebens an. Diese Sehnsucht, angefaßt, berührt und gestreichelt zu werden, wird immer größer und intensiver, je mehr Erfahrung wir damit haben und „auf den Geschmack" kommen: durch das zärtliche Streicheln der Mutter, das atemberaubende Ertasten und Entdecken des eigenen Körpers und seiner Reaktionen, durch die sanften und forschenden Hände des ersten Freundes, der ersten Freundin, und später durch die aufwühlenden Berührungen eines Liebhabers oder einer erfahrenen Frau, die alles in uns zum Schwingen und Vibrieren bringen.
Berührung als Stimulanz und als eine Form der zwischenmenschlichen Kommunikation, die auch ohne Worte unendlich viel zu sagen vermag. Botschaften vermittelt, die in Worte zu fassen vielleicht nicht immer leichtfällt. Botschaften wie „Ich mag dich", „Du gefällst mir", „Ich brauche dich" oder „Ich möchte, daß du dich wohl fühlst, wenn du mit mir zusammen bist."
Zu den schönsten Berührungen, die sich zwei Menschen, die einander mögen, schenken können, gehört die Massage. Denn die Entdeckungsreise über den Körper, die „Reise ins Reich der Sinne" verschafft den Partnern nicht nur körperliches Wohlbefinden und Genuß. Sie zeigt vor allem anderen, daß beide einander vertrauen. Rückhaltlos und ohne Vorbehalte. Dieses Vertrauen schafft eine Atmosphäre des Wohlbehagens, ist die Voraussetzung für wirklichen Genuß. Sich massierenden Händen hinzugeben oder mit den eigenen Händen den Körper des Partners zu massieren, sich fallen lassen zu können – all dies zeigt nicht nur die Fähigkeit zum Genuß, sondern auch die Bereitschaft zur totalen Hingabe, zum Sich-Öffnen-Können, zum Zulassen von Nähe und Intimität.
Doch obwohl wir uns zeit unseres Lebens nach eben dieser Nähe und Intimität sehnen, Lust auf Berührung haben, kommt in vielen Beziehungen und Partnerschaften die Reise über den Körper zu kurz, bleibt die genußreiche, heitere und unbefangene Sinnlichkeit auf der Strecke. Trotz der sexuellen Revolution und der daraus entstandenen Freizügigkeit herrschen noch immer Tabus vor, die den Genuß von Streicheleinheiten empfindlich stören und einengen können. Klischeevorstellungen und Vorurteile über Massage nehmen den Partnern die ursprünglich vorhandene Unbefangenheit.
Mit „unbefangen" meine ich die Fähigkeit, sinnliche Genüsse zu empfangen und selbst zu schenken, ohne darüber nachzudenken, was daraus entstehen könnte.

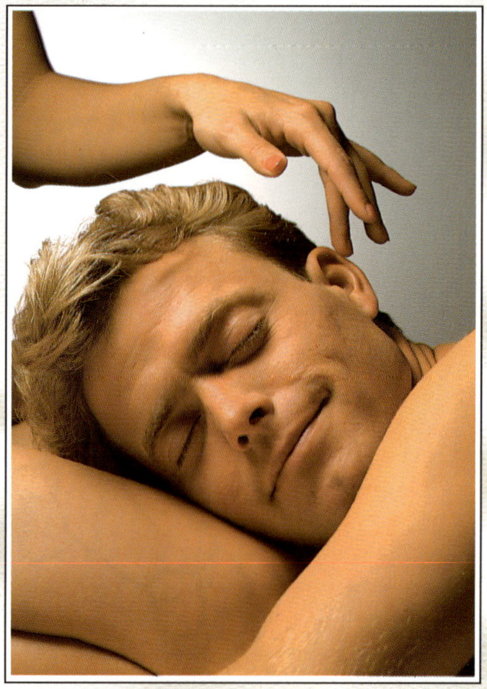

Oder gar zwangsweise entstehen „muß": „Massage – da weiß man doch, womit das endet . . ." Die Angst des Mannes vor sexuellem Leistungsdruck – ein trauriges Ergebnis von falsch verstandener Emanzipation, in der Bettrechte „eingetrieben" werden – nimmt ihm die Fähigkeit zum lustvollen Annehmen der angebotenen Streicheleinheiten, ohne sich dafür „revanchieren" zu müssen. Die Frau würde für ihr Leben gern öfter eine zärtliche Massage genießen, aber je nach Stimmung und körperlicher Verfassung eben nur das und nicht mehr.
So verzichtet manches Paar auf die Wonnen einer

Partnermassage, weil beide irrtümlich glauben, jede Massage wäre gleichbedeutend mit Sex und müßte immer in einem Orgasmus enden. Dabei gibt es bei einer Partnermassage überhaupt keine festen Regeln, kein „Endziel" und schon gar kein „Muß". Was sich zwischen den beiden abspielt, liegt allein an ihnen selbst.
Eine liebevoll durchgeführte Partnermassage kann „darin" ihren Höhepunkt finden, aus Zärtlichkeit können erotische Empfindungen und Appetit auf Sex entstehen, die so intensiv sind, daß sie nur noch eines zulassen. Doch je nach – im wörtlichen Sinne – Lust kann die Partnermassage auch in einer tiefen, beseligenden Entspannung enden, die sämtliche Spuren von Streß und Hektik eines langen Tages aus Gesicht und Körper wegwischt und der Seele Flügel verleiht.
„Bei der Massage ist man dem anderen hilflos ausgeliefert, sie (oder er) hat einen im doppelten Sinne des Wortes ‚im Griff'." Auch dies ist eine tief in unserem Unterbewußtsein schlummernde Angst: „ausgeliefert" zu sein, sich den Händen eines anderen Menschen vorbehaltlos hingeben zu sollen. Diese Angst kommt nicht von ungefähr: Wer je in den Genuß einer Partnermassage gekommen ist, wird mit Überraschung und vielleicht zunächst auch mit Erschrecken festgestellt haben, welche ungeheuren Energien und starken Emotionen dabei freigesetzt werden. Welche aufwühlenden magnetischen Wellen zwischen den beiden Körpern fließen und schwingen. Die vor allem für Männer oft unerwartete Entdeckung von „Neuland", von Körperstellen und Zonen, deren Empfindsamkeit sie bisher nicht wahrgenommen oder bewußt nicht zugelassen haben, verwirrt zunächst. Sie fühlen sich überwältigt von der Macht der ungewohnten Empfindungen, stellen überrascht die zunehmende Auflösung der gewohnten Kontrollmechanismen fest, müssen erst lernen, sich gehenzulassen.
So kann jede Massage zu einer völlig neuen sinnlichen Erfahrung werden. Unsere Haut, die als unser größtes Organ die Verbindung zur Außenwelt herstellt, ist übersät mit Tausenden feiner und feinster Nervenfasern, die in direkter Verbindung mit den „Lustzentren" des Gehirns stehen. So löst die zarteste Berührung, wie vielleicht das Streicheln mit einer Feder oder mit den Haaren, starke Sensationen aus, die eben jene Botschaften zum Gehirn senden, nach denen wir uns so sehnen: „Ich berühre dich gerne, weil ich dich mag. Du bist nicht allein."
Die einfühlsamen Berührungen mit Händen, Haaren oder Lippen können eine neue Beziehung mit Wärme und Vertrauen erfüllen. Sie können aber auch eine in Routine erstarrte Partnerschaft mit neuen Impulsen, mit Frische und Kreativität beleben, „anheizen" und stimulieren. Denn eines bewirkt die Partnermassage garantiert immer: Lust auf zwischenmenschliche Kommunikation – im weitesten Sinne des Wortes. Und das Schöne daran: Jeder, der sich und seinem Partner diese Streicheleinheiten gönnen möchte, kann dies tun. Glauben Sie nicht, daß nur Profis richtig „Hand anlegen" können. Mit Ihrer Einfühlsamkeit und Sensibilität werden Sie sehr schnell herausfinden, in welcher Stimmung, in welcher körperlichen Verfassung Ihr Partner ist und wie Sie ihm guttun können. Ob er nach einem langen Tag voller Hektik und Streß kräftig durchgeknetet werden möchte oder ob er so dünnhäutig ist, daß nur ein zartes Lockern und Ausstreichen der verkrampften Muskeln ihm Vergnügen und Entspannung bringt.
Erfühlen Sie mit Ihren Händen, welche Berührungen und Griffe gut „ankommen", „lauschen" Sie mit Ihrem eigenen Körper, wie es Ihr Partner jetzt gerne hätte.
Mit einer einfühlsam durchgeführten Massage können Sie nie etwas falsch machen. Sie ist wie ein Tanz, in den Sie sich hineinfallen lassen, bei dem Sie den Rhythmus auf Ihren Partner übertragen. Die Bewegungen sind locker, fließend, spielerisch. Nichts ist verkrampft.
Je öfter Sie sich eine Partnermassage gönnen, um so genußvoller werden Sie und Ihr Partner die Streicheleinheiten „inhalieren". Vertrauen Sie Ihrem Körper und seinen Empfindungen, bejahen und akzeptieren Sie ihn. Nur so können Sie auch Ihrem Partner Vergnügen und Lust bereiten. Und noch eins: Um das „Abenteuer Partnermassage" in vollen Zügen genießen zu können, sollten Sie sich durch nichts und niemand stören lassen. Stellen Sie Telefon und Haustürklingel ab, denken Sie nur an sich und an Ihren Partner. Gehen Sie auf Entdeckungsreise . . .

Die Spielregeln der Partnermassage

Der ideale Auftakt für eine Partnermassage ist ein gemeinsames Bad: Die wohlig-entspannende Wärme des Wassers leistet nicht nur eine Art „Vorarbeit" bei Verkrampfungen und Verspannungen, sie schafft auch eine Atmosphäre des Vertrauens und des Sich-gehen-lassen-Könnens. Ihr Partner wird es genießen, wenn Sie ihn liebevoll einseifen.
Damit reinigen Sie nicht nur seinen Körper und stärken so seine Selbstsicherheit. Sie stimmen ihn auch auf die Streicheleinheiten der Partnermassage ein: Er fühlt, daß er sich Ihren Händen anvertrauen kann. Die abschließende warme Dusche spült nicht nur letzte Seifen- oder Schaumbadreste weg, sie nimmt den Partnern auch die vielleicht noch vorhandene Befangenheit. Gepflegte Körper sind immer auch schöne Körper, und so macht das Nacktsein Spaß und gute Laune.
Damit die Partnermassage vollendeten Genuß bringt, sollten alle „Zutaten", die Sie und Ihr Partner sich wünschen, griffbereit sein: ein duftendes Massageöl oder eine Körpercreme, die gut über die Haut gleitet und nicht „stockt", eventuell ein Stövchen, um das Öl handwarm zu machen, Handtücher, vielleicht eine zarte, lange Feder, Räucherstäbchen oder eine Duftkerze und, wenn Sie nicht die absolute Stille vorziehen, Musikkassetten. Ihrer Phantasie sind keine Grenzen gesetzt. Sie sollten aber in jedem Fall Ihren Partner vorher fragen, mit welchem Duft er am liebsten massiert werden möchte. Denn ein Massageöl mit ätherischen Essenzen entfaltet seine ganzheitliche Wirkung auch über den Geruchssinn. Je nach Extrakt regt es an und stimuliert alle vitalen Kräfte, oder es führt zur Entspannung in vollendeter Harmonie und innerer Balance.
So werden beispielsweise bei der Aromatherapie, die heute weltweit zur seelischen Harmonisierung und Beseitigung körperlicher Verspannungen erfolgreich eingesetzt wird, aromatische Öle zur Massage verwendet. Sie steigern den Wert der Massage, weil die Essenzen die Haut durchdringen und ihr Duft sich auch wohltuend auf die Psyche auswirkt. Ein Massageöl aus Orangenblüten, Lavendel oder Melisse bringt in Verbindung mit der Partnermassage die perfekte Entspannung, Rosmarin und Zitrone beleben alle Sinne.
Vielleicht überraschen Sie Ihren Partner oder Ihre Partnerin aber auch mit seinem/ihrem Lieblingsduft: Nehmen Sie ein neutrales, hautfreundliches Öl (z. B. Mandelöl), und mischen Sie ein paar Tropfen seines oder ihres Parfums hinein. Mit dieser Komposition machen Sie garantiert nichts falsch. Ganz wichtig ist die Raumtemperatur. Sorgen Sie dafür, daß es Ihnen beiden warm genug ist, denn bei einer Gänsehaut richtet auch die liebevollste Massage nichts aus. Massieren können Sie auf einem breiten Sofa oder Bett; besonders bewährt hat sich die Partnermassage auf dem Boden. Breiten Sie ein großes, flauschiges Badetuch in Ihrer Lieblingsfarbe aus, auf dem sich Ihr Partner genüßlich ausstrecken kann. Sie selbst kommen so von allen Seiten an ihn heran, ohne sich übertrieben strecken zu müssen, und können kniend, hockend oder sitzend massieren, kneten, drücken, pressen oder streichen.
Vergessen Sie nicht, an die richtige Beleuchtung zu denken: Je sanfter das Licht ist, um so leichter fällt es Ihnen beiden, den gegenseitigen Hautkontakt mit jeder Pore zu genießen, sich ganz aufeinander zu konzentrieren. Selbst wenn Ihr Partner die Augen geschlossen hält, wird sich Ihr eigenes Empfinden durch die Berührung Ihrer Hände auf ihn übertragen.
Zur Abrundung des vollkommenen Genusses legen Sie vielleicht eine Platte oder eine Kassette auf, die Sie beide mögen. Ganz gleich, welche Musik Sie bei der Partnermassage hören: Stellen Sie sie ganz leise. Nicht die Musik soll den Raum beherrschen, sondern Sie beide sind der Mittelpunkt. Es gibt in diesem Moment nichts Wichtigeres auf der Welt als Ihren Partner, Sie selbst und den gemeinsamen Genuß. Vergessen Sie das bitte nicht, und tun Sie alles, damit Sie ungestört Wohlbehagen schenken und empfangen können.
Ich möchte es noch einmal betonen: Alles ist erlaubt, was Ihnen und Ihrem Partner Spaß macht. Entdecken Sie gemeinsam die Rituale, die Ihnen die größte Lust

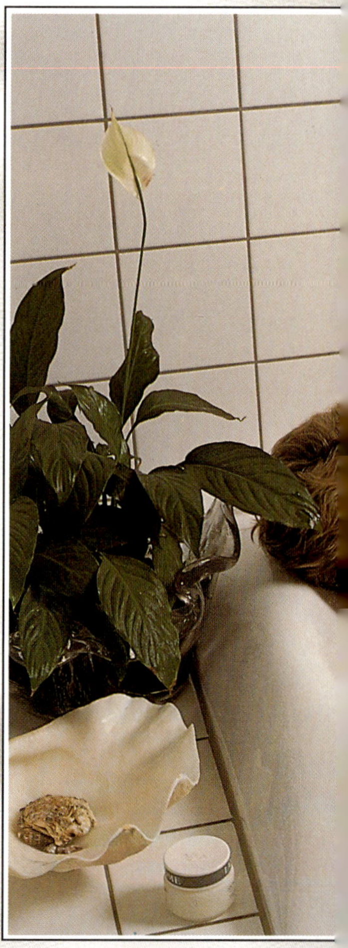

vermitteln. Bringen Sie – neben der einfühlsamen Berührung Ihrer Hände, Haare oder Lippen – bitte Ihre ganze Kreativität und Phantasie für diese Massage mit ins Spiel: Ob Sie mit Düften, Farben oder Tönen „spielen“ – machen Sie's mit Gefühl. Gehen Sie auf die Bedürfnisse Ihres Partners ein. Jede Partnermassage ist immer eine Quelle neuer Energien. Für Ihren Partner und damit auch für Sie selbst . . .

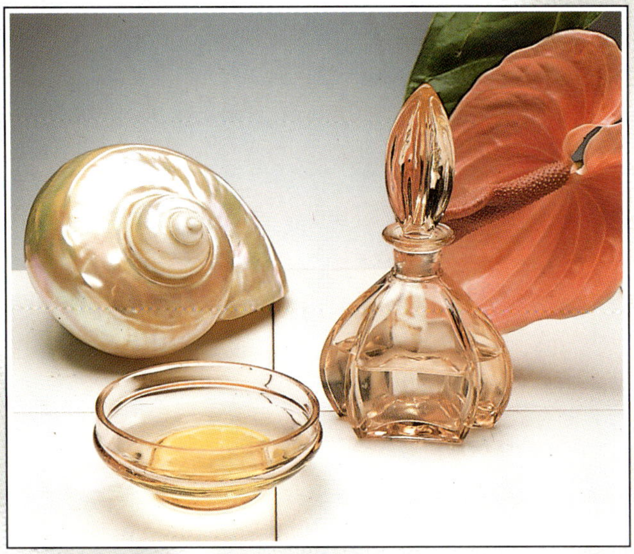

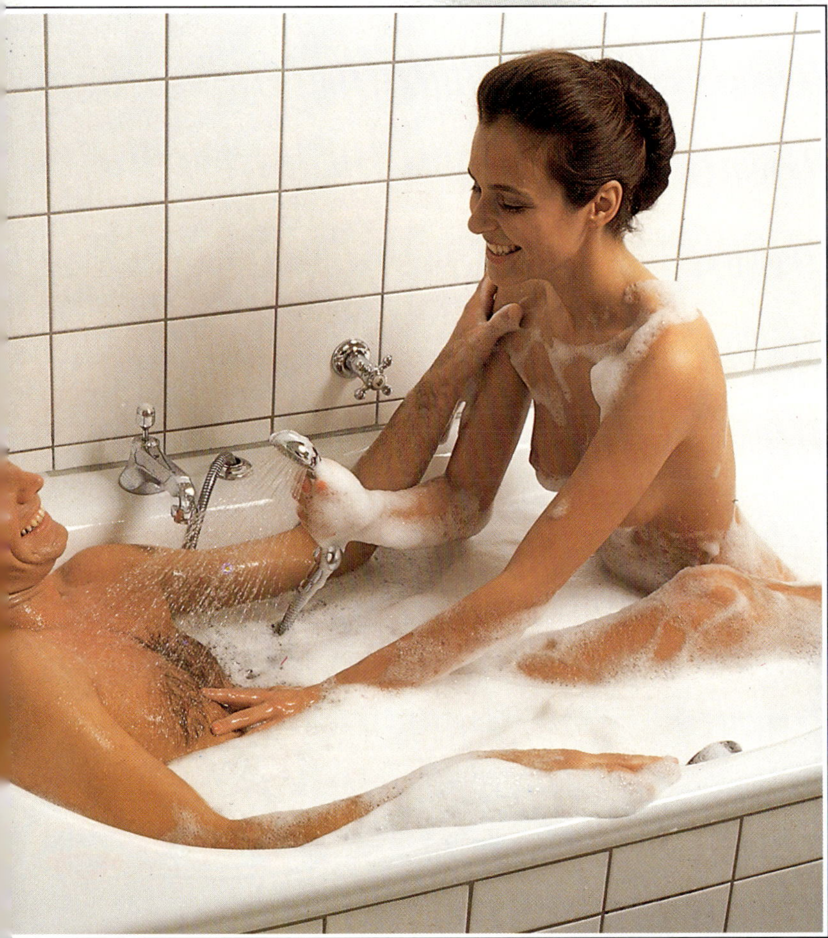

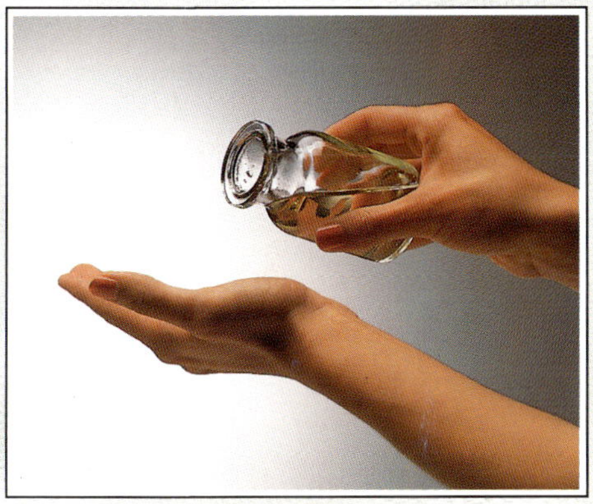

Die Sprache der Berührung

Wissen Sie eigentlich, was Sie mit Ihren Händen alles machen können? Ich meine, wissen Sie wirklich, welche Macht in Ihren Händen liegt – vorausgesetzt, Sie gebrauchen Sie richtig? Entdecken Sie die Sensibilität für körperliche Berührungen und den Spaß am Hautkontakt (wieder), die Sie in Ihrer Kindheit so unbefangen genossen haben. Machen Sie aus Ihrer Partnermassage ein Fest besonderer Art, ein Fest zu zweit, das Sie einander körperlich und seelisch näher bringt. Entscheiden Sie zunächst gemeinsam mit Ihrem Partner, ob Sie der Gebende oder der Nehmende an diesem Tag, Abend oder Wochenende sein wollen.

Sind Sie der „Empfangende", sollten Sie im Moment nur von einem Gedanken beseelt sein: abzuschalten, sich gehen lassen zu wollen (!) und – vor allem – bereit zu sein, die starken Emotionen, die die Massage bei Ihnen auslöst, zuzulassen und anzunehmen. Sich selbst tun Sie damit einen großen Gefallen: Erst die Fähigkeit zur Hingabe schafft die Voraussetzung für vollendeten Genuß! Ihrem Partner zeigen Sie, wenn Sie sich seinen Händen überlassen, daß Sie ihm vorbehaltlos vertrauen – etwas besonders Kostbares in einer intimen Beziehung. Und daß Sie ihm die Fähigkeit zutrauen, Ihnen Entspannung und Genuß pur zu vermitteln. Mit Ihrem Körper richtig umgehen zu können . . .

Sind Sie die „Gebende", sollte Ihr ganzes Tun von dem Gedanken bestimmt sein, Ihrem Partner Wohlbehagen zu vermitteln. Konzentrieren Sie sich auf seinen Körper, auf ihn und seine Bedürfnisse. Je mehr Sie sich auf ihn konzentrieren, desto schneller und intensiver werden Sie ertasten und erfühlen, was ihm guttut, was er besonders gerne hat. Aber auch, wo seine Schwachstellen liegen, wo der Fluß der Energie unterbrochen ist, wo er vielleicht Blockaden hat, über die er bisher nie gesprochen hat. Weil er bewußt nicht darüber sprechen wollte. Oder weil sie ihm vielleicht gar nicht bewußt waren. Bis zu diesem Moment . . .

Wenn Sie sich dabei ertappen, daß Ihre Gedanken abschweifen, weil Sie selbst noch nicht alles verarbeitet haben, was Sie bis jetzt im Alltag beschäftigt oder gar geärgert hat: Bringen Sie sich sanft zurück, und beruhigen Sie Ihre Seele, indem Sie sich auf Ihren Atem konzentrieren. Denn bewußtes, regelmäßiges Atmen läßt nicht nur Ihre eigenen Körperenergien wieder freier fließen, so daß Sie wohlig mit Wärme durchflutet werden – es läßt Sie auch Hektik und Streß schnell vergessen und hilft, sich auf Schönes und Positives zu konzentrieren: auf die Partnermassage . . .

Eines dürfen Sie niemals zulassen: daß Wut oder Zorn in Ihnen sind, wenn Sie eine Partnermassage beginnen. Ihr Partner würde es ausbaden müssen, die Reise über den Körper würde mehr zur Qual als zur Lust. Denn Ihre Negativgefühle übertragen sich, auch wenn Sie dies gar nicht wollen, auf ihn und auf seine Empfindungen. Er wird gereizt, reagiert vielleicht aggressiv oder möchte die Massage abbrechen, ohne selbst zu wissen, warum. Seien Sie also bitte ehrlich – sich selbst und Ihrem Partner zuliebe.

Neben innerer Harmonie und Gelassenheit sind – zunächst – Ihre Hände das Wichtigste. Sie sollten vor allem warm sein, geschmeidig, locker und entspannt. Dies ist sicher nicht immer einfach, da fast jeder von uns eine ständige Spannung in den Händen hat. Vielleicht legen Sie sie vor der Massage in warmes Wasser oder reiben die Massagecreme oder ein duftendes Öl so lange zwischen Ihren Handflächen, bis sie gut durchblutet, weich und wohlig warm sind. Versuchen Sie, sich mit Ihren Händen immer den Körperkonturen Ihres Partners anzupassen und unterbrechen Sie bitte nie den Kontakt zu seiner Haut. Stellen Sie sich einen strömenden Fluß vor, der alle Höhlen, Kanten und Vertiefungen auf seinem Weg erforscht, umspielt und umhüllt. Lassen Sie sich bei der Intensität des Drucks und bei der Geschwindigkeit der Bewegungen von Ihrem eigenen Gefühl leiten. „Das tut ihm (oder ihr) jetzt gut, ich spüre richtig, wie er (sie) genießt, wie die ‚Botschaft' ankommt." An den Äußerungen Ihres Partners werden Sie sehr schnell merken, wie gut Ihr Einfühlungsvermögen ist. „Ah, tut das gut" ist sicher die überzeugendste Äußerung, die nicht nur Ihnen Lust auf mehr Streicheleinheiten macht. Aber auch wenn Ihr Partner oder Ihre Partnerin nichts sagt, werden Sie mit Ihren einfühlsamen Händen sofort spüren, ob Sie ihm (ihr) guttun, ob er (sie) genießt.

Wie Sie sehen werden, brauchen Sie für die Partnermassage keine bestimmten Griffe, keinen vorgeschriebenen, festen Ablauf oder gar Tricks. Sie müssen auch kein Profi sein. Einfühlsame Hände, ein bißchen Muße und die Bereitschaft, auf die Bedürfnisse Ihres Partners einzugehen, Reaktionen – auf beiden Seiten – zuzulassen, das ist eigentlich schon alles . . .

Sollten Sie es trotzdem genauer wissen wollen – hier ein kurzer Überblick über die beliebtesten Massagetechniken.

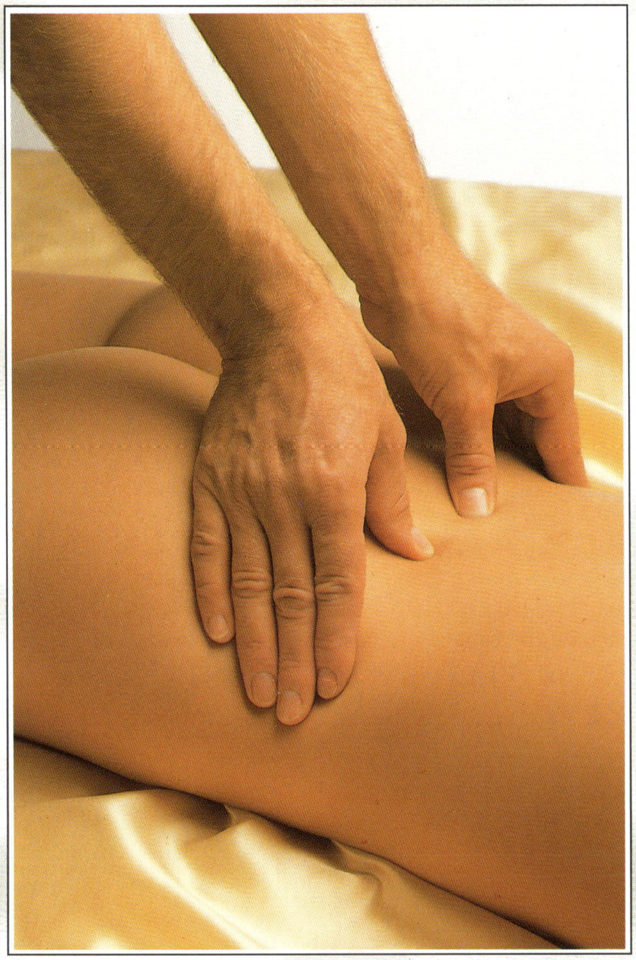

Massagetechniken

Die klassische Massage

Sie dient in erster Linie heiltherapeutischen Zwecken und wird von geschulten Fachkräften ausgeführt. Bei der klassischen oder auch schwedischen Massage ist die Kenntnis bestimmter Grifftechniken und Massageregeln Voraussetzung, damit sich die wohltuende, heilende Wirkung voll entfalten kann.
Durch Streichungen (Effleurage) sollen der Körper und die Haut auf die Massage vorbereitet werden. Gleichzeitig wird dabei die Durchblutung der Hautoberfläche langsam angeregt. Die anschließenden Knetungen (Pétrissage) dienen der Lokkerung und Entkrampfung verspannter Muskelpartien. Die mit den Daumen durchgeführten, spiralförmigen Reibungen (Friktion) sind besonders für das Auffinden und Lösen lokaler Muskelhärten geeignet. Das Beklopfen (Tapotement) einzelner Muskeln oder ganzer Muskelpartien fördert ebenfalls die Blutzirkulation. Durchblutungsstörungen oder chronische, oft schmerzhafte Muskelverspannungen können mit Hilfe dieser Massageform wirksam behandelt werden. Als Entspannungsmittel im Alltag angewandt, ist sie ideal, um sämtliche Spuren eines Arbeitstages aus Körper und Gesicht gleichsam magisch „wegzuwischen". Sie hilft bei Muskelverspannungen, die sich im Laufe eines Tages immer schmerzhafter aufbauen können. Sie hilft, Streß abzubauen, und bringt neue Vitalität. Die Durchblutung wird stimuliert, was sich natürlich auch auf das Aussehen der Haut positiv auswirkt: Sie sieht rosig, frisch und schimmernd aus. Ein Blick in den Spiegel gibt zusätzlichen Auftrieb, denn Entspannung und gute Durchblutung sind die besten Schönmacher.
Elemente der klassischen Massage können auch in die erotische Massage einfließen: der ganze Körper wird mit großzügigen, festen Bewegungen der Handflächen gestrichen, besonders verhärtetes Gewebe und harte Muskelknoten können durch eine Art sanftes Kneten gelockert werden. Die Art der Massage wird in der Regel energisch und zügig durchgeführt, in unserem Zusammenhang aber niemals so heftig, daß der Massierte Schmerz empfindet. Sollte das trotzdem einmal passieren, ist der Druck sofort zurückzunehmen.

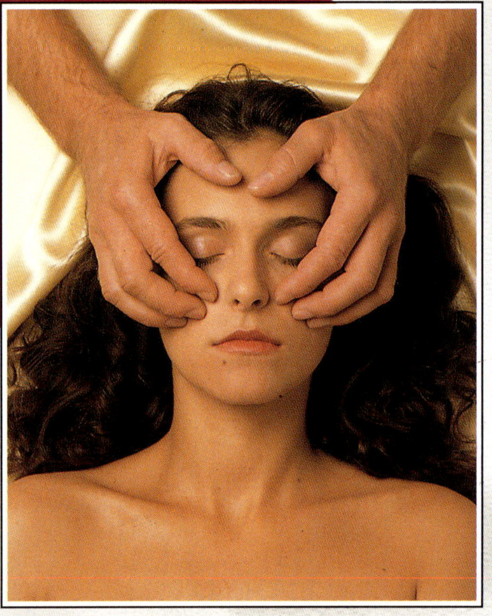

Lymphdrainage

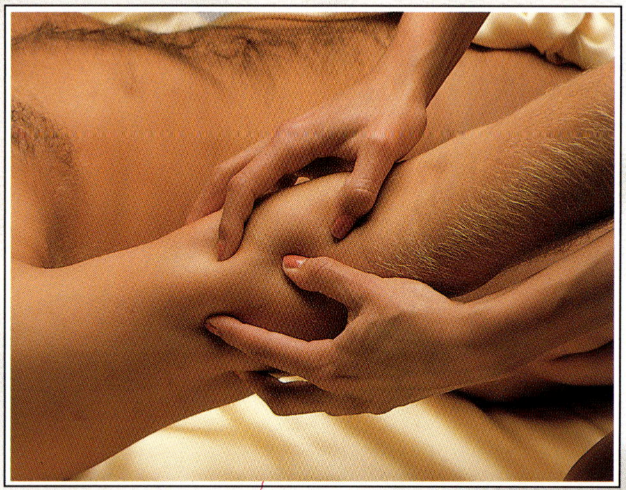

Bindegewebsmassage

Die Lymphdrainage

Diese spezielle Massagetechnik wird vorwiegend im medizinisch-therapeutischen, aber auch im kosmetischen Bereich angewandt. Durch leichte, kreisende Hautstreichungen entlang der Lymphbahnen oder durch leichtes, rhythmisches Drücken bestimmter Punkte auf den Lymphbahnen wird das in den Geweben angestaute Wasser wieder in Bewegung gebracht, herausgestrichen und abgeleitet. So können beispielsweise Schwellungen im Augenbereich oder an den Beinen gemildert werden. Auch bei Cellulite, die vielen Frauen Sorge bereitet, kann diese Massagetechnik hilfreiche und wirksame Dienste leisten. Migräne und andere Nervenschmerzen sprechen ebenfalls gut auf diese Massage an, da sie oft Folgeerscheinungen einer chronisch gestauten Lymphe sind. Da die Lymphdrainage sehr sanft und schmerzlos ist, hat sie neben dem heilenden auch einen wohltuend-entspannenden Nutzen.

Die Bindegewebsmassage

Hier werden mit den Fingerkuppen regelrecht Bahnen durch die Bindegewebszonen gezogen, um sie zu lokkern und „verklebte“ Partien wieder geschmeidig zu machen. Dadurch entsteht eine Art Fernwirkung auf innere Organe, die vielleicht angegriffen oder in ihrer Funktion geschwächt sind. Ganze „Landkarten“ wurden inzwischen von den Medizinern entworfen, in denen solche Verspannungszonen bestimmten Organen zugeordnet sind. Die Bindegewebsmassage ist nicht so sanft und schmerzlos wie die Lymphdrainage. Hier kann schon einmal ein stärkeres Schmerzempfinden entstehen, das aber nur – und das ist das Positive daran – anzeigt, daß an der richtigen Stelle gearbeitet wird, um darüber weiter entfernt liegende Organe zu behandeln.

Die Fußreflexzonenmassage

Ähnliches gilt auch für die Fußreflexzonenmassage, die eine enge Verbindung zwischen dem Fuß und den einzelnen Organen herstellt. Die von der amerikanischen Masseurin Eunice D. Ingham entwickelte Fußreflexzonenmassage wirkt wahre Wunder bei Rückenverspannungen und Kopfschmerzen, Lustlosigkeit und depressiver Verstimmung.
Sie beruht auf dem Prinzip, daß jedem Körperorgan ein bestimmter Druckpunkt auf den Füßen entspricht. Werden diese Druckpunkte oder ganze Zonen mit Hilfe einer speziellen Massagetechnik stimuliert, können Energieströme beeinflußt werden, die die entsprechenden Körperbereiche ansprechen, beleben oder auch beruhigen helfen.

Die Rolf-Massage

Die nach der berühmten amerikanischen Therapeutin Ida Rolf benannte Tiefenmassage wirkt sich sowohl auf körperliche wie auch auf seelische Verspannungen

wohltuend aus. Massiert werden dabei Muskeln, Sehnen, Bänder und Bindegewebe durch tiefenwirksame Spezialgriffe. Der Massierte erlebt dabei starke Reize und Emotionen, was nicht immer schmerzlos ist.
Beim „Rolfing" werden Körper und Seele in einem Maße angesprochen wie bei kaum einer anderen Massage. Das Massieren einer Muskelverhärtung kann nicht nur Schmerzen im Muskel mit sich bringen, sondern auch einen seelischen Schmerz auslösen. Oftmals können sogar belastende Kindheitserinnerungen freigesetzt werden, die zwar bewußt „weggedrückt" wurden, im Körper aber oft sichtbare chronische Muskelverspannungen zurückgelassen haben.
Eine falsche Körperhaltung oder chronische Rückenbeschwerden sind meist typische Anzeichen für eine seelische Last, die wir täglich mit uns herumtragen. Durch „Rolfing" können diese Lasten wiedererlebt und bewußtgemacht werden – ein lohnendes Unternehmen.

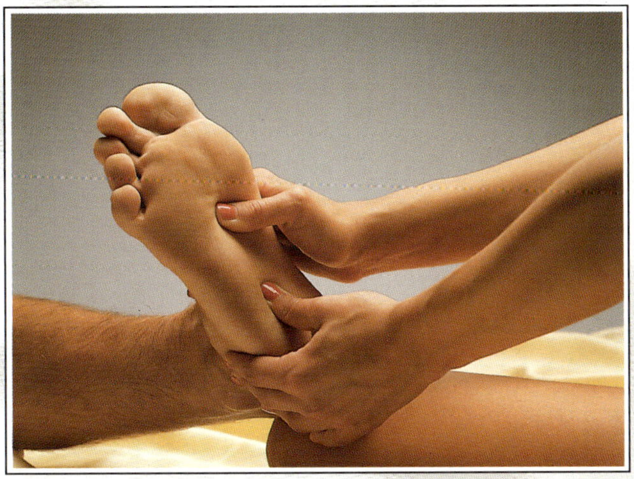

Fußreflexzonenmassage

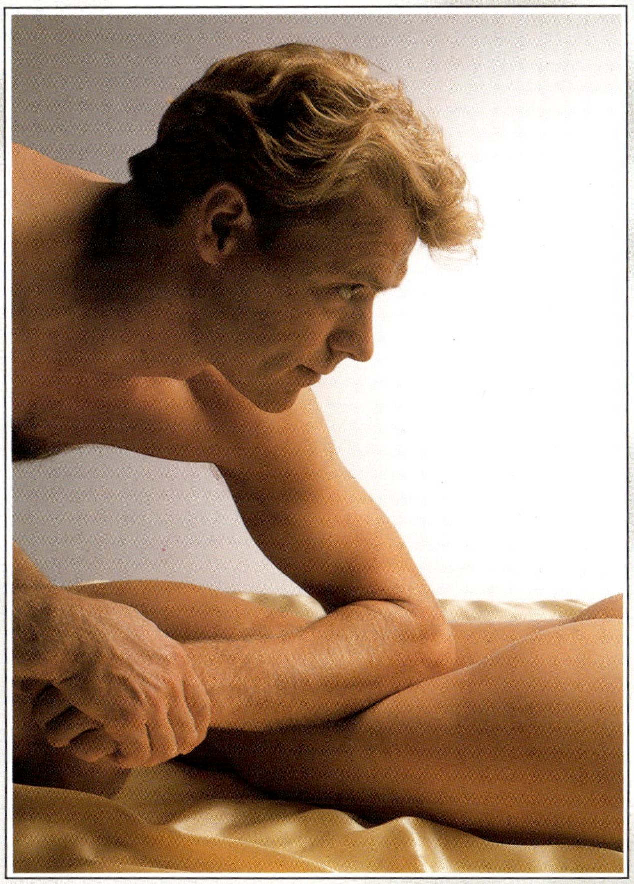

Rolf-Massage

Die Shiatsu-Massage

Bei dieser aus Japan kommenden Massageform sind die Daumenballen die klassischen „Werkzeuge", weil sich die Tsubos (Druckpunkte) oft in daumengroßen Vertiefungen befinden.
Shiatsu beruht auf dem Grundsatz, daß der menschliche Körper von Energiebahnen, den sogenannten Meridianen, durchzogen ist. Kommt es in diesen Meridianen durch zu schwache, gestaute oder zu rasch fließende Energie zu einem Ungleichgewicht, können Schmerzen, Muskelverspannungen oder Vitalitätsverlust die Folge sein.
Eine Reihe von Klopf-, Preß- und Drucktechniken entlang der Meridiane und/oder auf einzelne Druckpunkte soll helfen, die Energieströme wieder wohlausgewogen fließen zu lassen. So kann der richtige Druck auf bestimmte Vitalitätspunkte die Energieblockaden aufheben, was oftmals nicht ganz schmerzfrei abläuft, in jedem Fall aber zu positiven Resultaten führt.

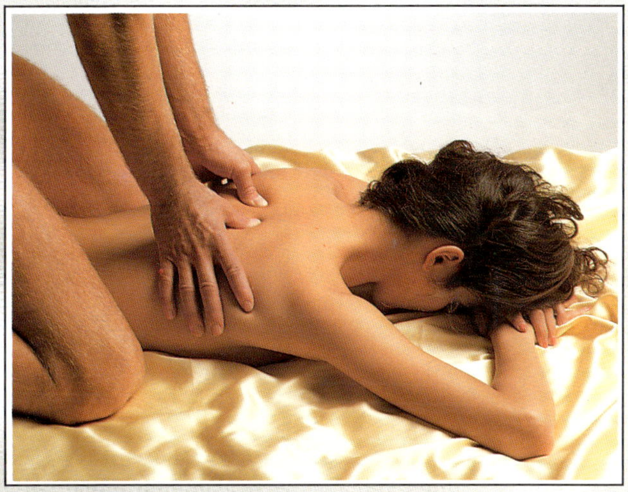

Shiatsu-Massage

Die Partnermassage

Das Licht ist sanft, die Musik leise, die Hände, mit denen Sie Ihren Partner berühren, sind warm, weich und einfühlsam. Hier geht es nicht um eine Massage, die nur professionell ausgeübt werden kann und über Jahre hin geübt werden muß. Es geht ausschließlich um Ihr Einfühlungsvermögen und den Wunsch, Ihrem Partner gutzutun. Mit ihm mal auf eine andere Art als mit Worten zu kommunizieren.

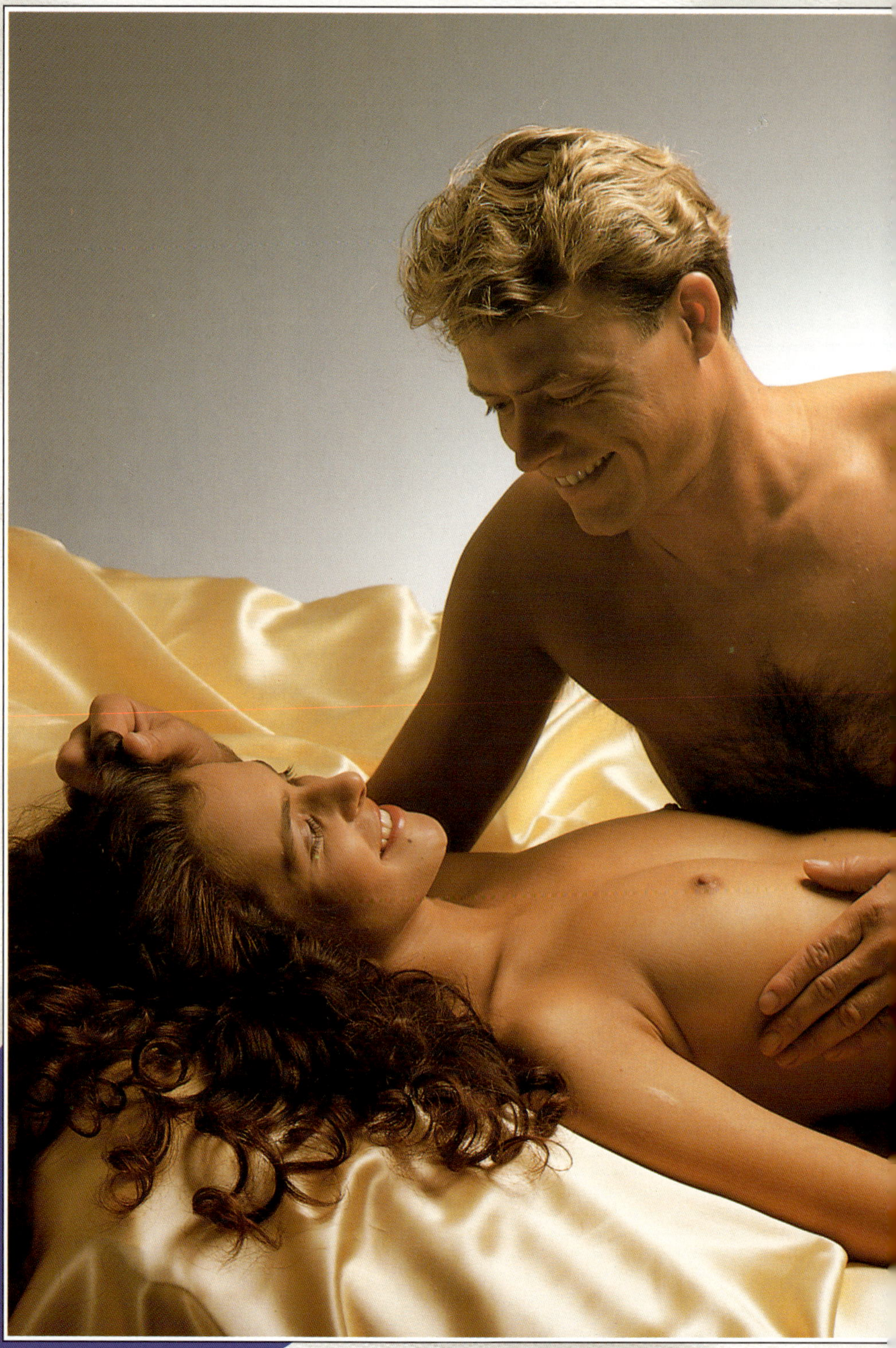

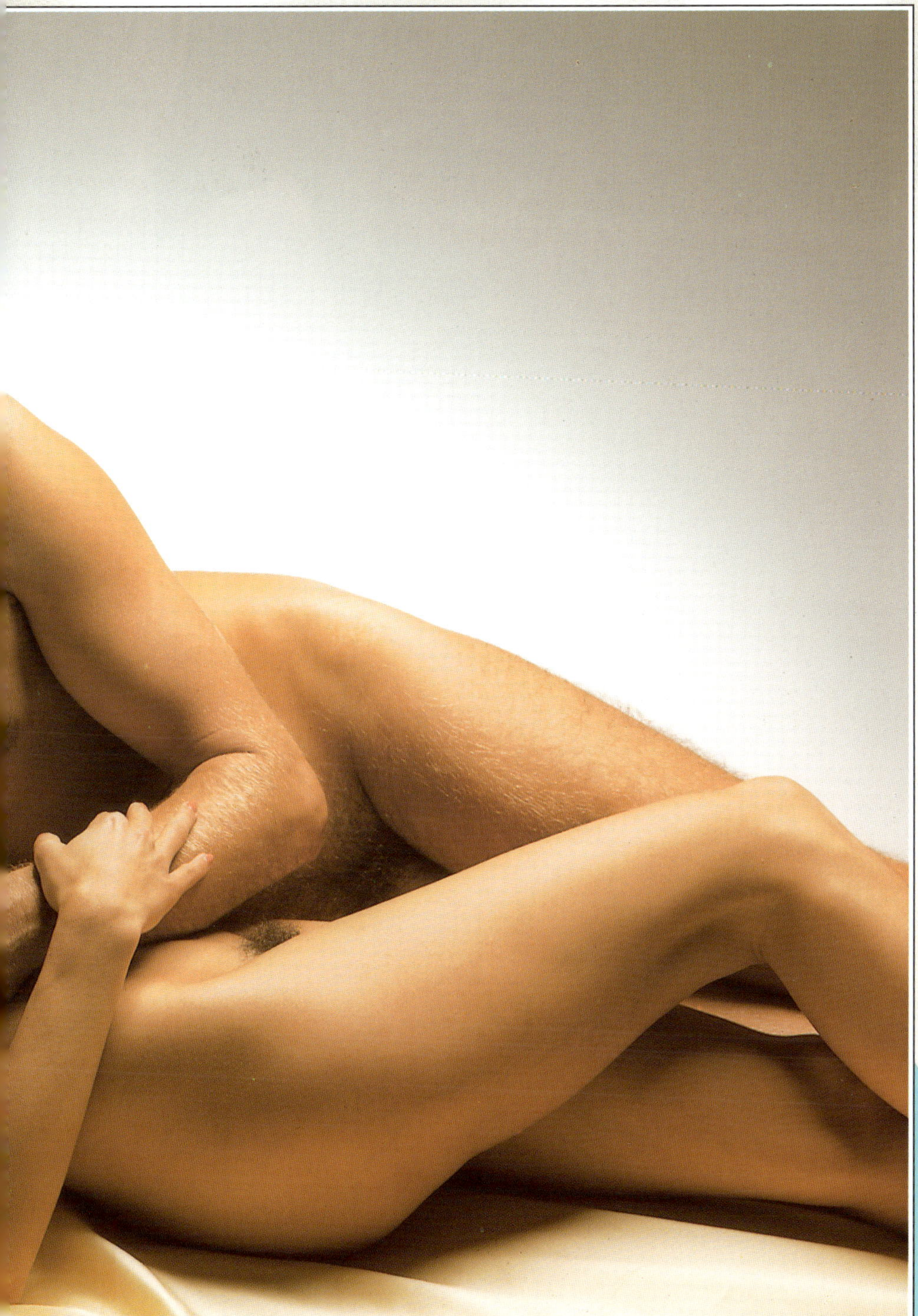

Denn Massage ist eine Sprache ohne Worte, ein Austausch von Energien, der alle Sinne anspricht. Einzige Voraussetzung: Offenheit und Empfänglichkeit für die Streicheleinheiten, die Körper und Seele Flügel verleihen.
Lassen Sie in rhythmisch gleichmäßigen Streichbewegungen Ihre Hände über den Körper Ihres Partners gleiten, hüllen Sie ihn mit Duftstoffen ein, die ihm Wohlbehagen und Entspannung vermitteln.

Ausstreichen, Klopfen, Glätten, Bürsten, Kneten, Reiben, Trommeln, Vibrieren, Fingerwandern-Lassen, Streicheln – all das ist gefragt und erlaubt bei einer sinnlichen Massage, die nur zwischen zwei Menschen möglich ist, die sich gegenseitig Entspannung und/oder auch Lust verschaffen wollen.

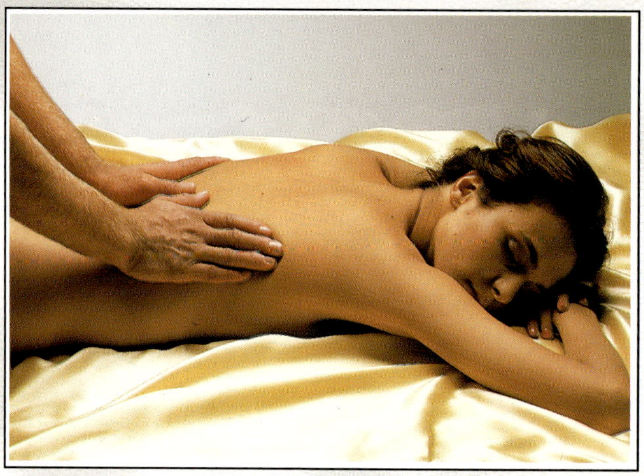

Ausstreichen

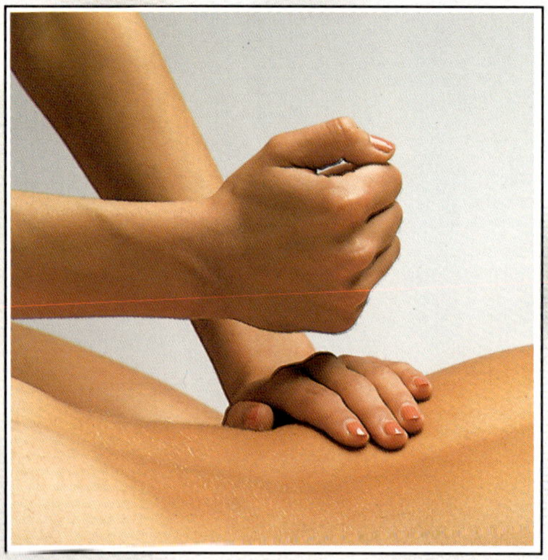

Klopfen

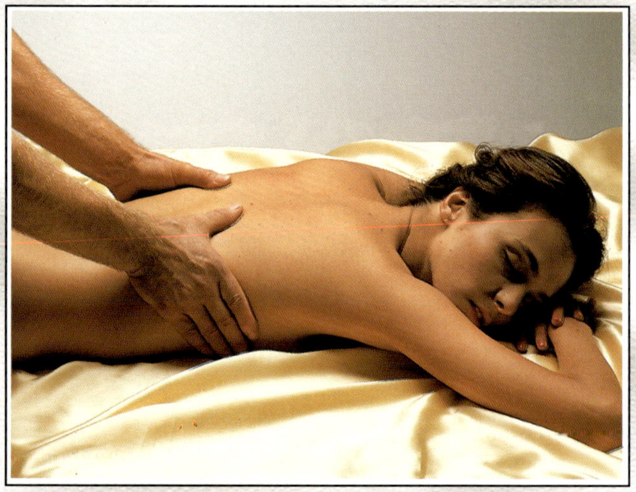

Glätten

Ob hauchzarte Berührungen mit einer Feder oder mit Ihrer Haarmähne, ob sanftes Streicheln mit Handflächen und Fingern oder energische Druck- und Trommelbewegungen: Finden Sie heraus, was – je nach individueller Stimmung, körperlicher Verfassung und seelischer Bereitschaft – Ihrem Partner und damit auch Ihnen selbst Spaß macht.

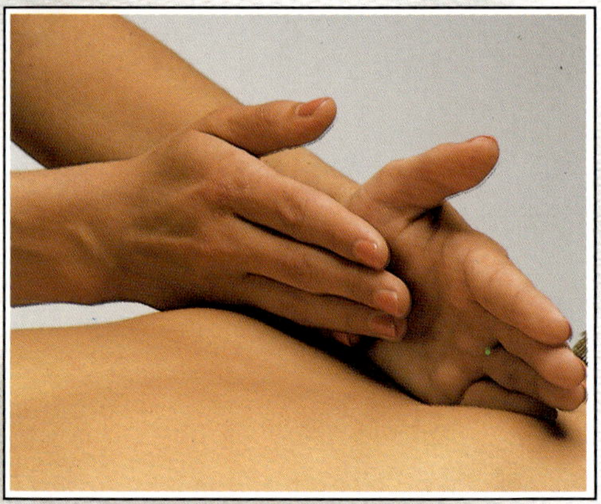

Bürsten

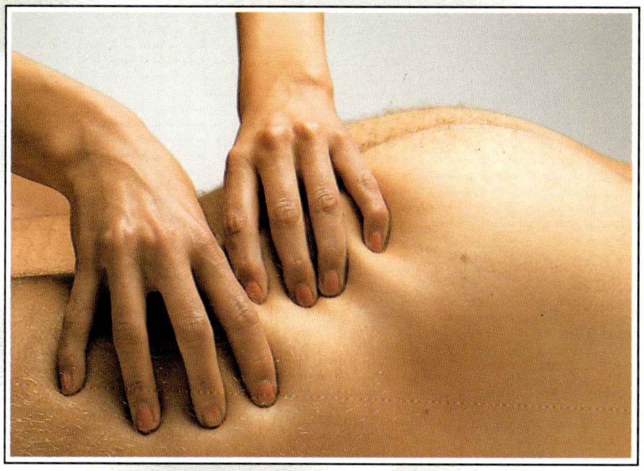

Kneten

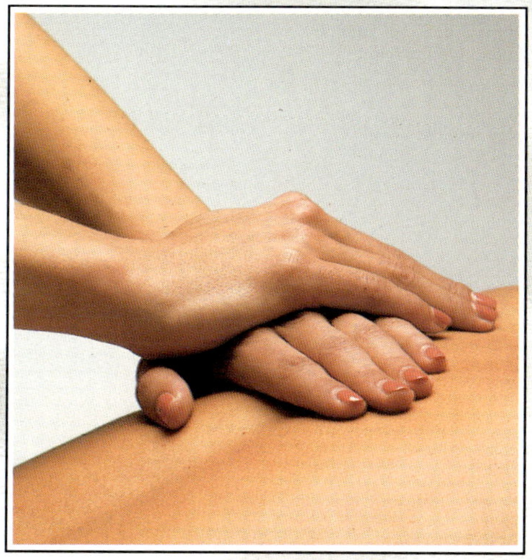

Reiben

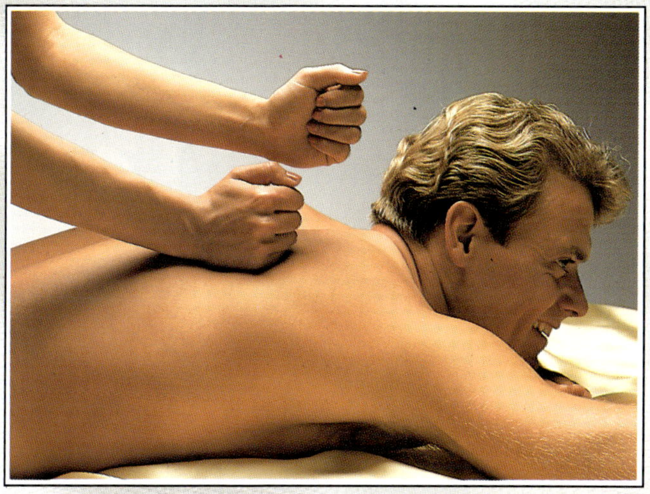

Trommeln

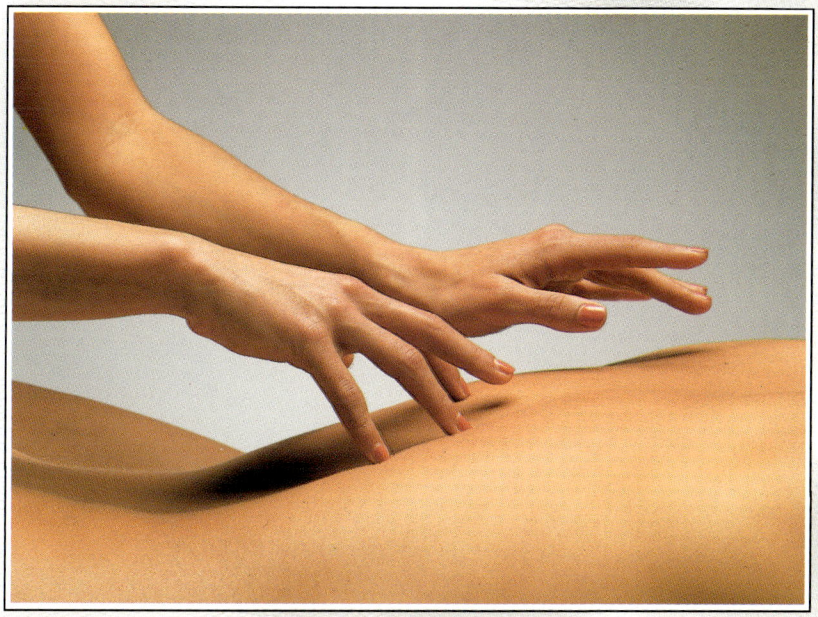

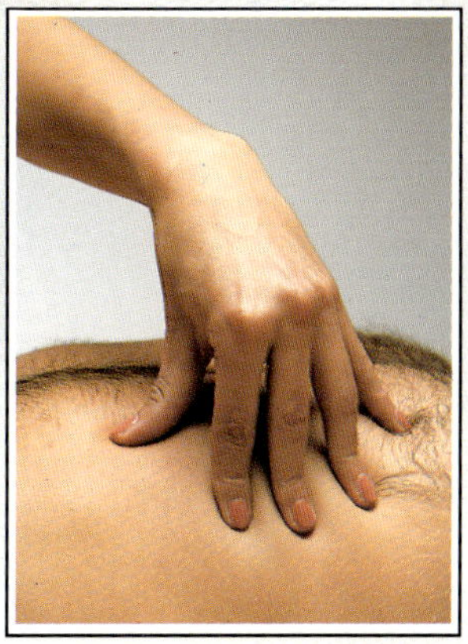

Vibrieren

Finger-wandern-Lassen

Die Sinne wecken – das Abenteuer beginnt

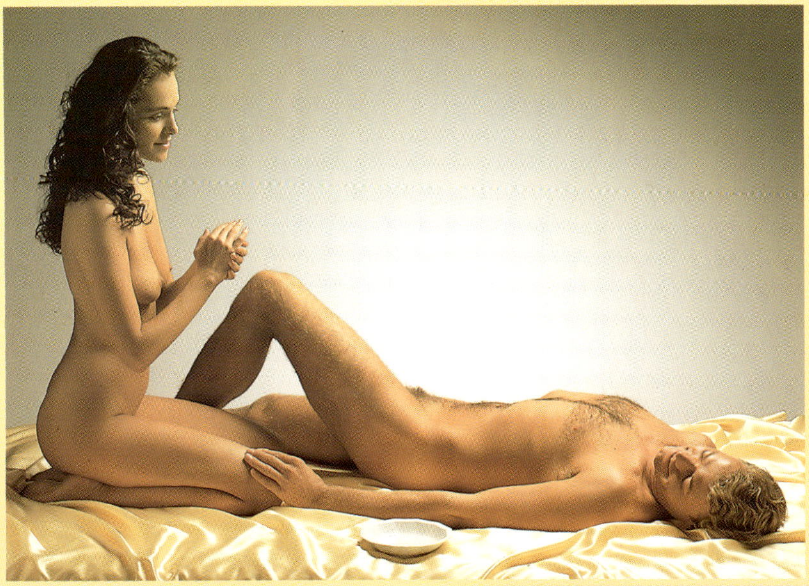

Die Wonnen einer Fußmassage

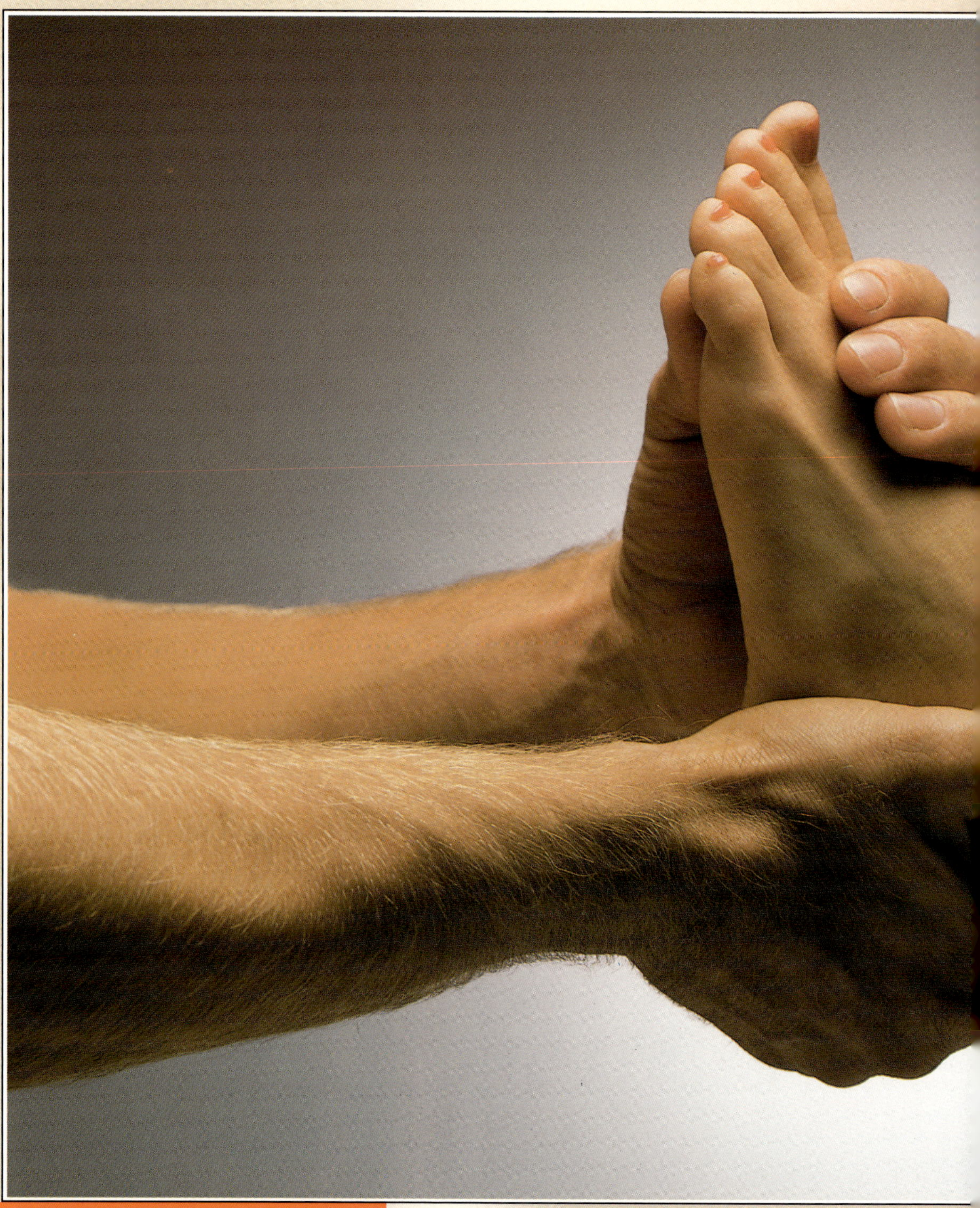

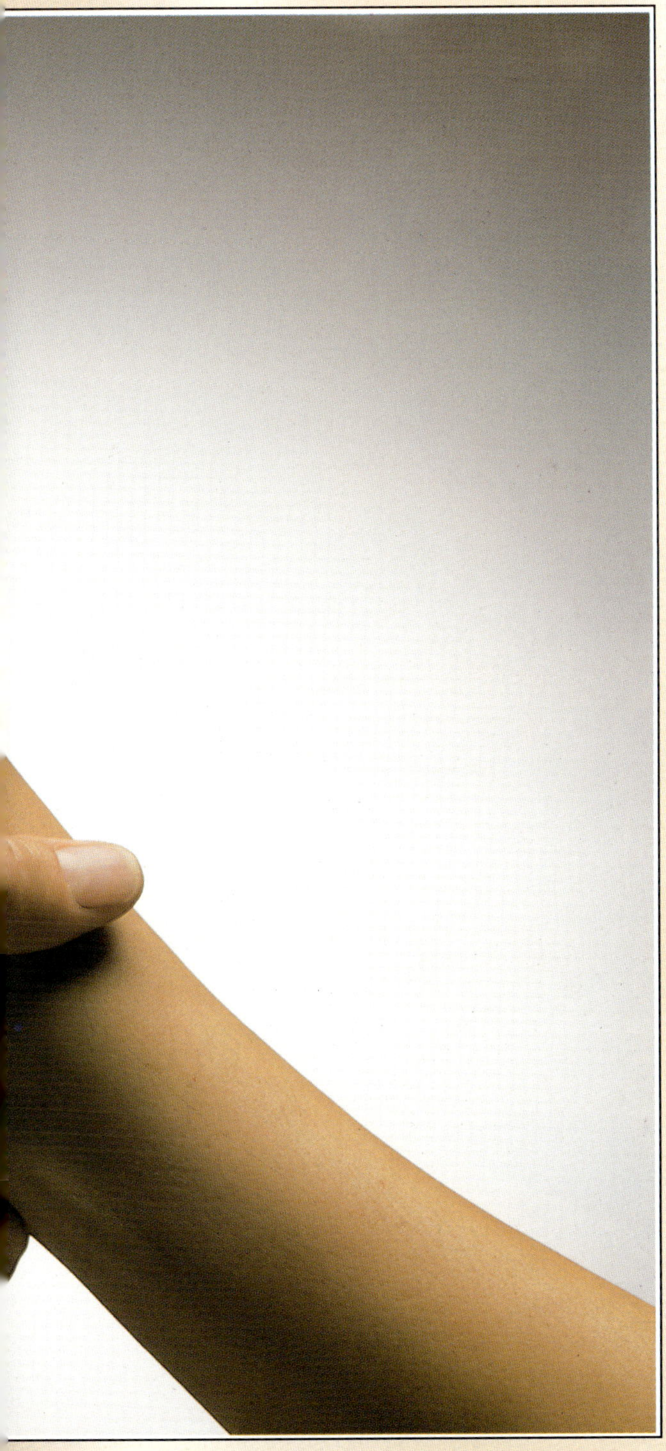

In unserer westlichen Zivilisation wird kaum ein Körperteil so vernachlässigt wie die Füße. Sei es aus Unkenntnis oder aus falscher Scham. Dabei müssen gerade die Füße tagtäglich Schwerstarbeit leisten. Denn selbst wenn Sie kein Übergewicht haben, vielleicht sogar Ihr Ideal- oder Traumgewicht: Im wahrsten Sinne des Wortes steht und fällt alles mit dem Zustand Ihrer Füße. Wenn sie verkrampft sind, bedeutet jeder Schritt eine einzige Qual. Wenn die Füße stundenlang in zu enge Schuhe gepreßt werden, schreien sie förmlich nach Luft und Freiheit. Die Fußsohlen „laufen heiß", brennen und stechen. Die Zehen sind aneinandergequetscht und unansehnlich farblos, in den Zwischenräumen bilden sich Druckstellen, die äußerst schmerzhaft sein können und eigentlich nur den einen Wunsch aufkommen lassen: Entspannung durch liebevolle Behandlung, bessere Durchblutung. Kurz: Streicheleinheiten satt.

Bei der Partnermassage gibt es keine feste Reihenfolge, keinen vorgeschriebenen Ablauf von Griffen an bestimmten Körperteilen. Doch wer sich einmal bewußtgemacht hat, wie sehr die eigenen Füße tagtäglich beansprucht werden, wird rein gefühlsmäßig bei einer Partnermassage immer bei den Füßen beginnen. Denn das Wohlbehagen und die Entspannung, die sich von hier aus über den ganzen Körper ausbreiten, die aufsteigende wohlige Wärme, die alles überflutet und rundherum gute Laune macht, sind die idealen Voraussetzungen für eine erfolgreiche, glücklich machende Massage.

Der Zustand unserer Füße spiegelt nicht nur unsere Beziehung zur Realität wider. Er zeigt auch, wie wir mit der Realität umgehen, was uns verletzt hat, wogegen wir uns wehren, was wir nicht an uns herankommen lassen wollen.

Hätten Sie gedacht, daß Füße so viel über das Innenleben eines Menschen und seine Verletzlichkeit verraten? Gehen Sie also behutsam und liebevoll mit den Füßen Ihres Partners um.

Sie wissen jetzt, daß der Fuß ein besonders empfindsamer und entspannungsbedürftiger Teil unseres Körpers ist. Er besteht nicht nur aus Haut und Knochen; unzählige Nerven münden dort, deren Bahnen über den ganzen Körper verteilt sind. Die Füße sind gleichsam ein Abbild des Körpers auf kleinstem Raum. Jeder Muskel, jede Drüse, jedes Organ steht in Verbindung damit: Wenn Sie die Füße Ihres Partners massieren, massieren Sie seinen ganzen Körper.

Kein Wunder, daß nicht nur die Füße, sondern der ganze Körper von diesen Streicheleinheiten profitieren. Den schönsten Erfolg Ihrer massierenden und streichelnden Bewegungen werden Sie in seinem (ihrem) Gesicht erkennen. Die Fußmassage entspannt nicht nur und macht friedfertig. Sie macht regelrecht schön.

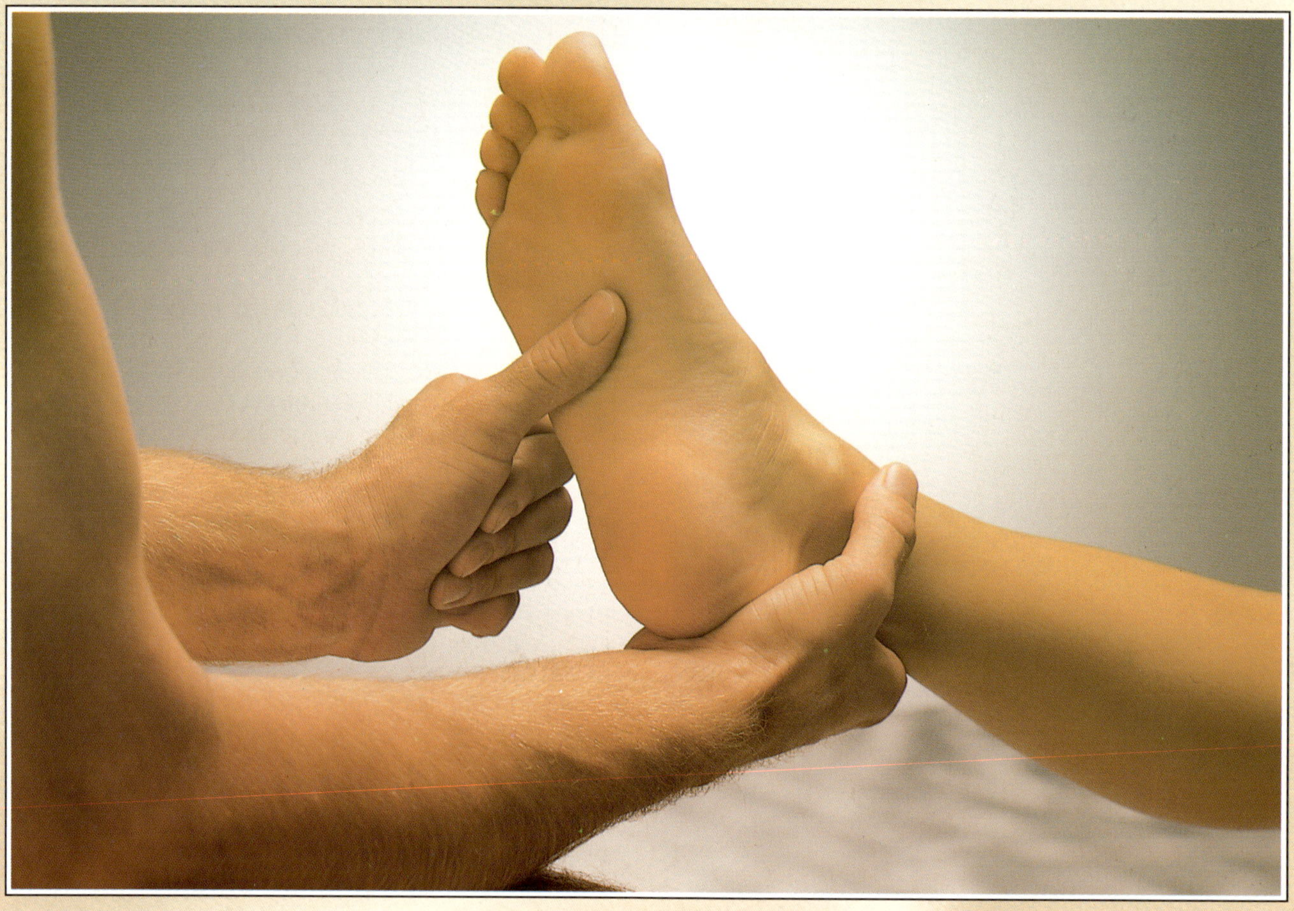

Halten Sie mit der linken Hand einen Fuß Ihres Partners, wenn Sie Linkshänder sind, nehmen Sie die rechte. Massieren Sie dann mit der rechten bzw. linken Hand die Fußsohle in kleinen Kreisen. Das können Sie mit dem Daumen oder mit der ganzen Handfläche tun (Abbildung △). Achten Sie bitte darauf, daß der Druck nicht zu stark ist, denn Ihr Partner ist es vielleicht nicht gewohnt, daß seine Füße so intensiv behandelt werden, und könnte Unbehagen oder gar Schmerzen empfinden. Denken Sie immer an die vielen Nervenenden, die Sie jetzt berühren und stimulieren. Aber streichen Sie auch nicht zu sanft über die Fußsohle, weil sich sonst nicht der gewünschte Effekt einstellt, nämlich eine bessere Durchblutung und damit aufsteigende Wärme.

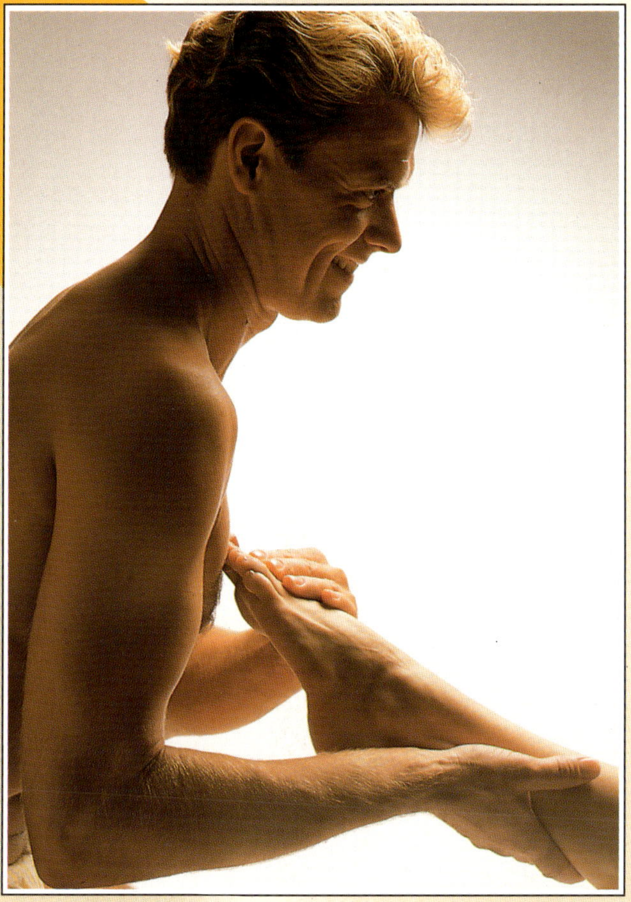

Da Sie sich gerade für die Füße – sozusagen als Auftakt – Zeit nehmen sollten, ist es wichtig, daß Sie selbst total entspannt sind. Wenn Sie auf dem Fußboden massieren, können Sie sich im Schneidersitz zu Füßen Ihres Partners setzen und seinen Fuß auf Ihren Beinen abstützen, oder Sie legen seine Füße so auf ein dickes Kissen, daß sie sich direkt vor Ihren Händen befinden. Sparen Sie nicht mit Massagecreme oder duftendem Körperöl. Je besser Ihre Finger über Füße und Zehen Ihres Partners gleiten, um so genußvoller wird die Berührung für Sie beide.
Kneten und pressen Sie jetzt – immer mit mäßigem Druck – die ganze Fußsohle, bis sie sich wohlig erwärmt hat (Abbildung ◁). Dies gilt ganz besonders für Ballen und Fersen, die die Hauptlast des Körpers zu tragen haben.

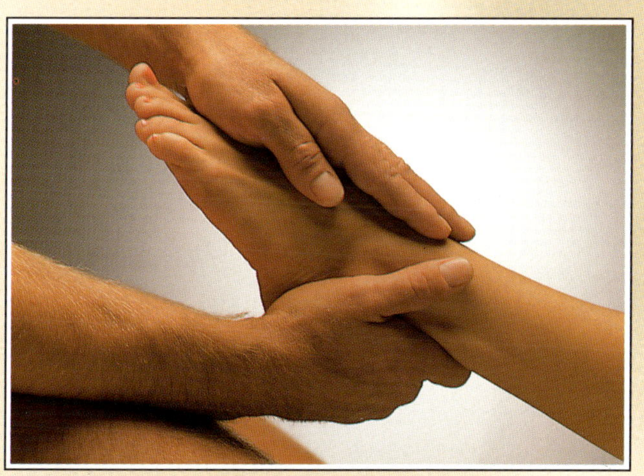

Streichen Sie zum Abschluß die ganze Sohle – von der Ferse bis zu den Zehenspitzen – mit sanften, großflächigen Bewegungen aus (Abbildung △). Das löst auch letzte Verspannungen.

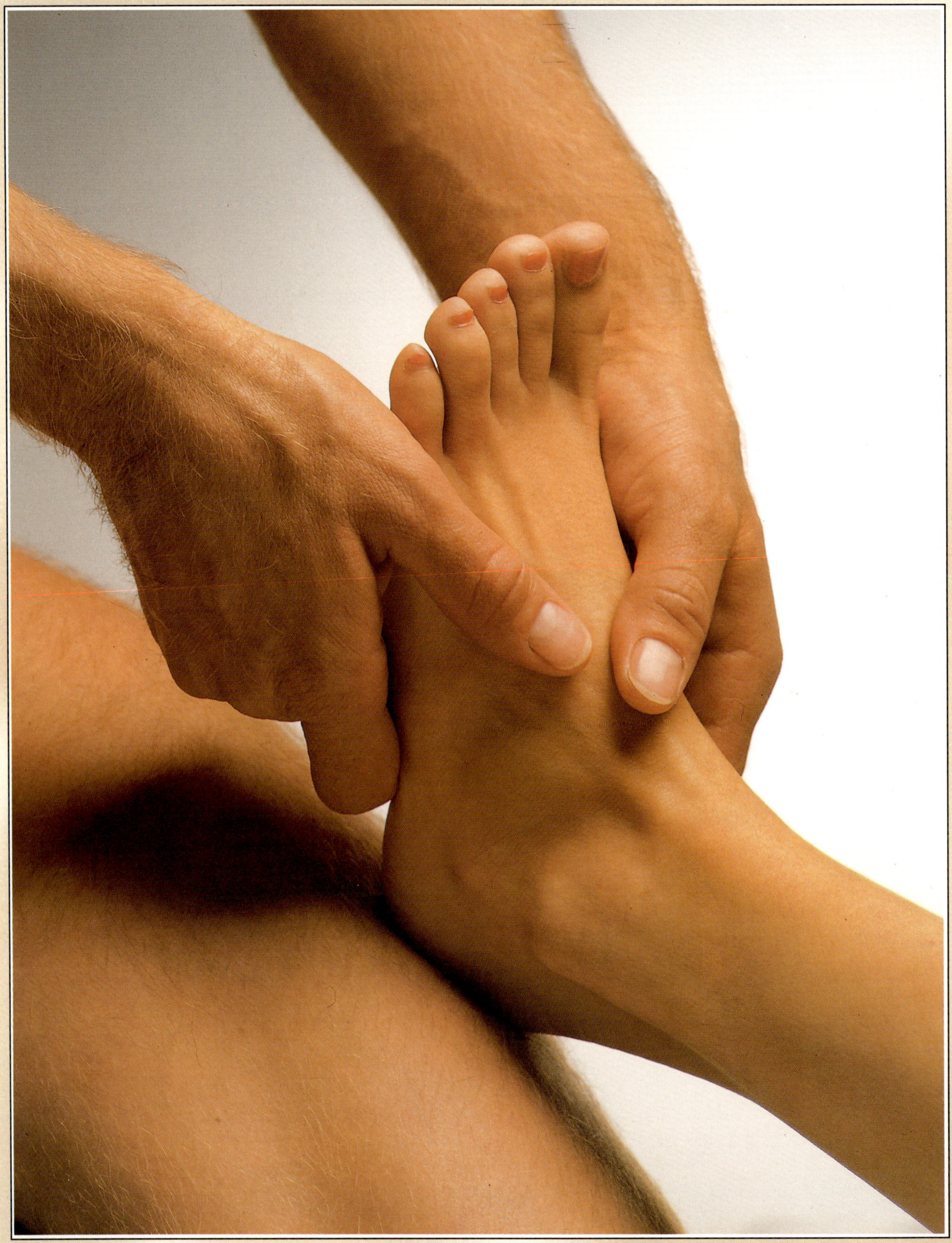

Streichen, kneten und pressen Sie jetzt die Fußoberseite Stück für Stück von den Zehen bis zu den Knöcheln und langsam wieder zurück (Abbildung ◁). Widmen Sie den Knöcheln besondere Aufmerksamkeit, damit sie anschließend beim Biegen und Kreisen des Fußes besonders geschmeidig sind. Streichen Sie mit Ihren Daumenspitzen entlang der Sehnen, die vom Fußgelenk zu jedem Zeh laufen (Abbildung ▷). Zartes Kneten am Zehenansatz verschafft besonderes Wohlbehagen (Abbildung ▽).

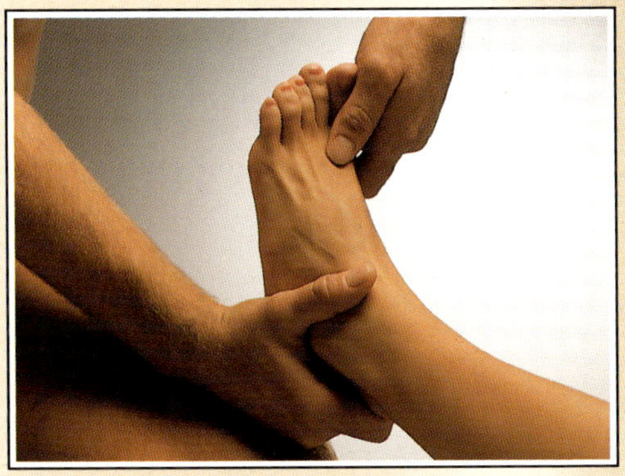

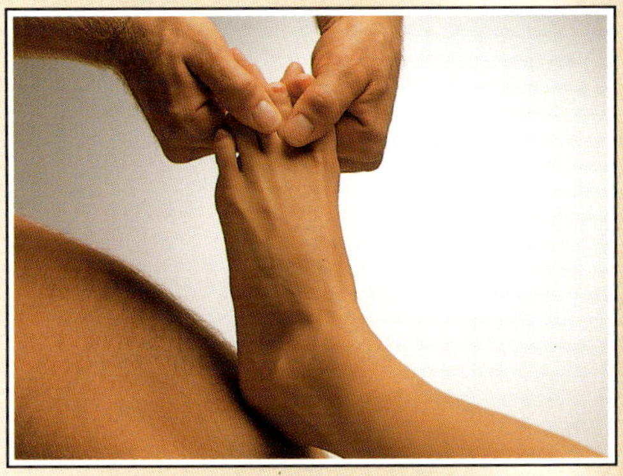

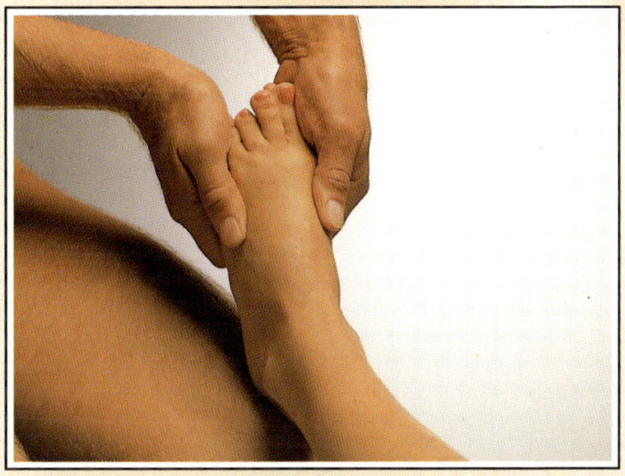

Anschließend umfassen Sie den ganzen Fuß mit beiden Händen, die Handballen auf der Oberseite des Fußes, die Fingerspitzen treffen sich in der Mitte der Fußsohle. Kneten Sie so systematisch den ganzen Fuß durch, und streichen Sie jedesmal anschließend mit Ihren Handballen von der Mitte zu den Seiten des Fußes (Abbildung ◁). Diese Dehnungsübung wirkt sich besonders wohltuend auf Verkrampfungen im Fuß-und Knöchelbereich aus. Wichtig auch hier – wie bei der gesamten Partnermassage: Unterbrechen Sie möglichst nie den Hautkontakt. Wenn Sie die Position oder den Griff Ihrer Hände ändern, sollte dies alles sanft und rhythmisch geschehen. Sie selbst sollen ja auch mitgenießen . . .

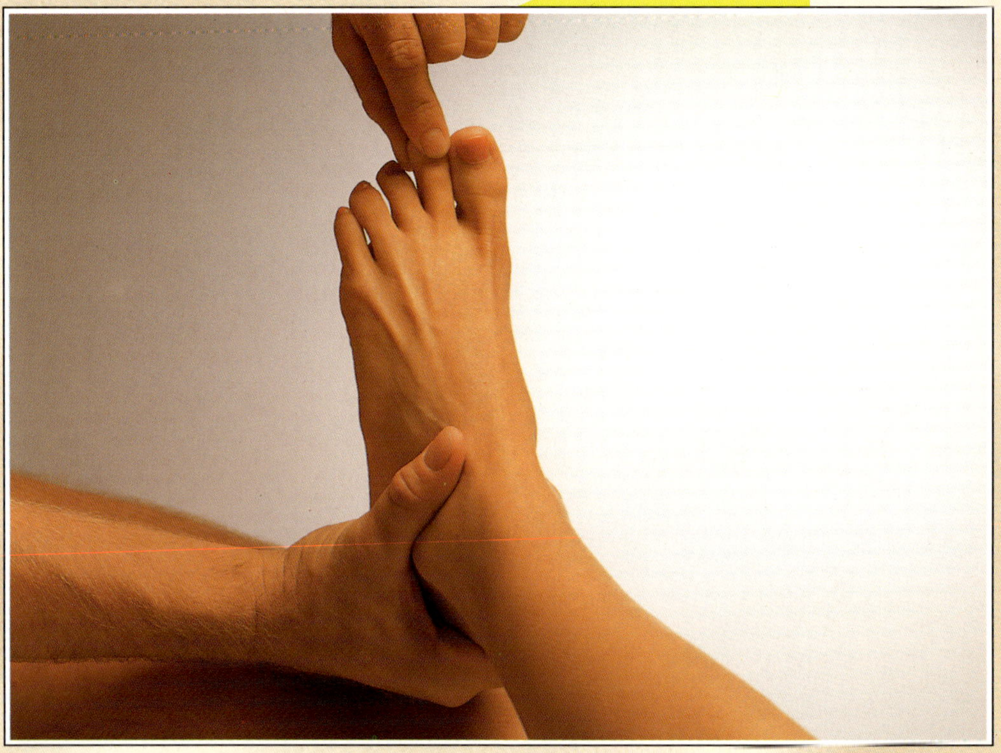

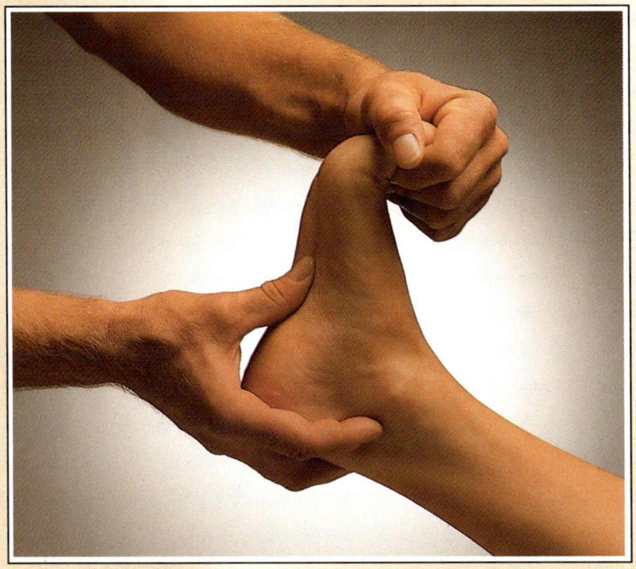

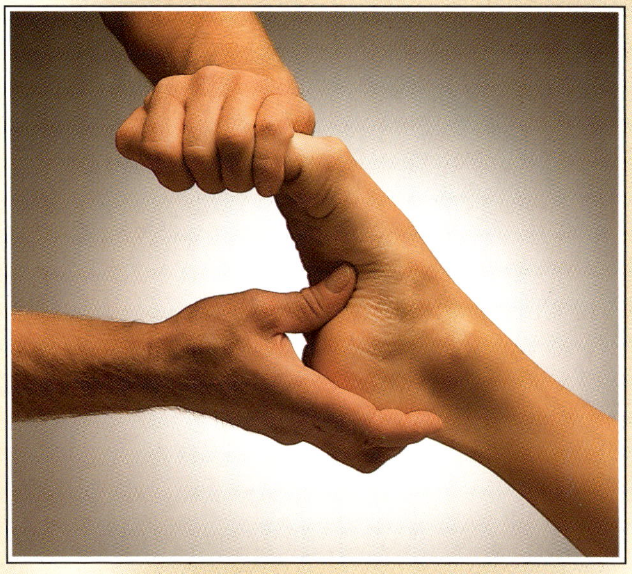

Jetzt sind die Zehen an der Reihe. Vorausgesetzt, Ihr Partner ist nicht kitzlig, gibt es hier jede Menge Streicheleinheiten, die ihn zum wohligen Stöhnen bringen. Zunächst wird ein Zeh nach dem anderen „ausgezupft", das heißt Sie ziehen ihn behutsam vom Fuß weg (Abbildung ◺), dann spreizen Sie ihn ab und lassen ihn langsam kreisen. Streichen Sie mit den Fingerspitzen an den Zehenseiten hin und her, biegen Sie anschließend jeden Zeh vorsichtig nach oben und nach unten. Dann umfassen Sie alle Zehen eines Fußes mit einer Hand und dehnen sie abwechselnd nach oben und nach unten. Der Daumen Ihrer anderen Hand unterstützt die Streckung bzw. Beugung (Abbildungen △).

Jetzt ist der Fuß Ihres Partners auch locker und entspannt genug für das Kreisen des ganzen Fußes. Halten Sie mit der einen

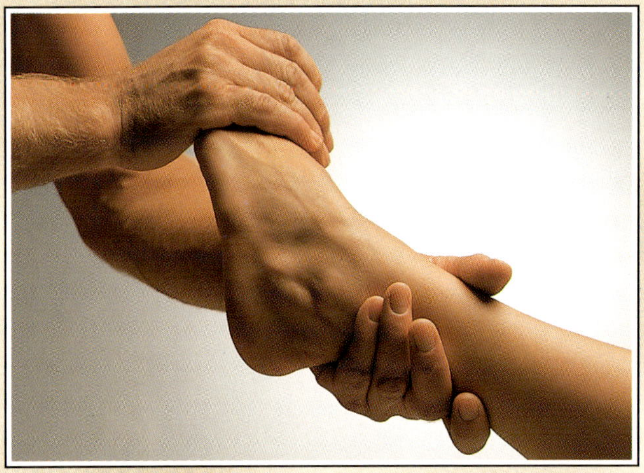

Hand das Bein knapp oberhalb des Knöchels, und lassen Sie mit der anderen Hand den ganzen Fuß kreisen, soweit es die Gelenkigkeit Ihres Partners zuläßt (Abbildung △). Sobald der Fuß Widerstand zeigt und sich verkrampft, sind Sie „zu weit" gegangen. Machen Sie dann nur ganz kleine kreisende Bewegungen, die die Sehnen und Bänder des Fußes nicht überfordern. Wie Sie auf den nächsten Seiten sehen werden, endet die Partnermassage bei jedem Körperteil nahezu gleich: Sie nehmen die behandelte Partie – in diesem Fall den Fuß – zwischen Ihre beiden Handflächen (Abbildung ▷), lassen die Wärme Ihrer Hände in Ihren Partner strömen, lassen den Austausch Ihrer Energieströme zu. In Ruhe, Gelassenheit, liebevoll . . . Und dann kommt der andere Fuß an die Reihe.

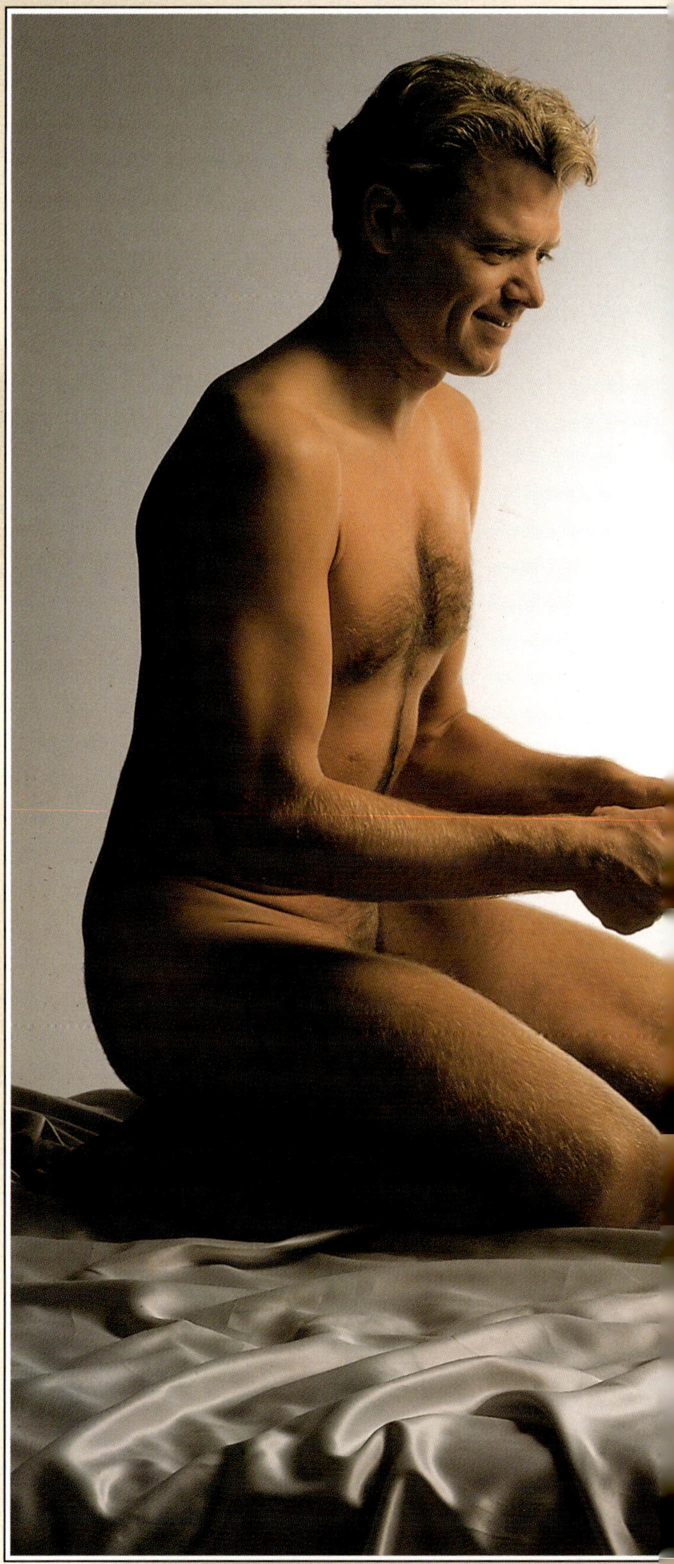

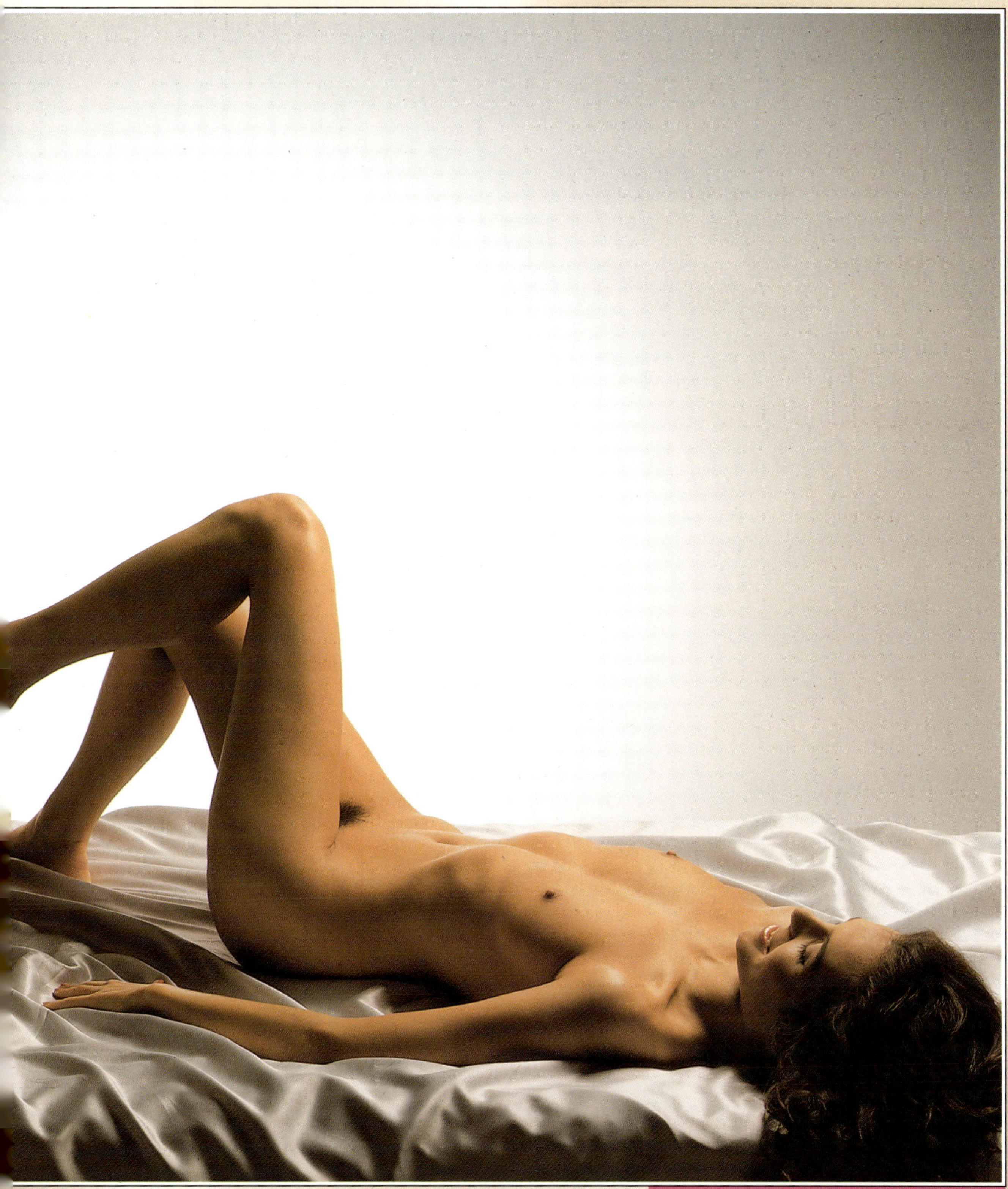

Ein völlig neues Glücksgefühl – fließende Energien in den Beinen

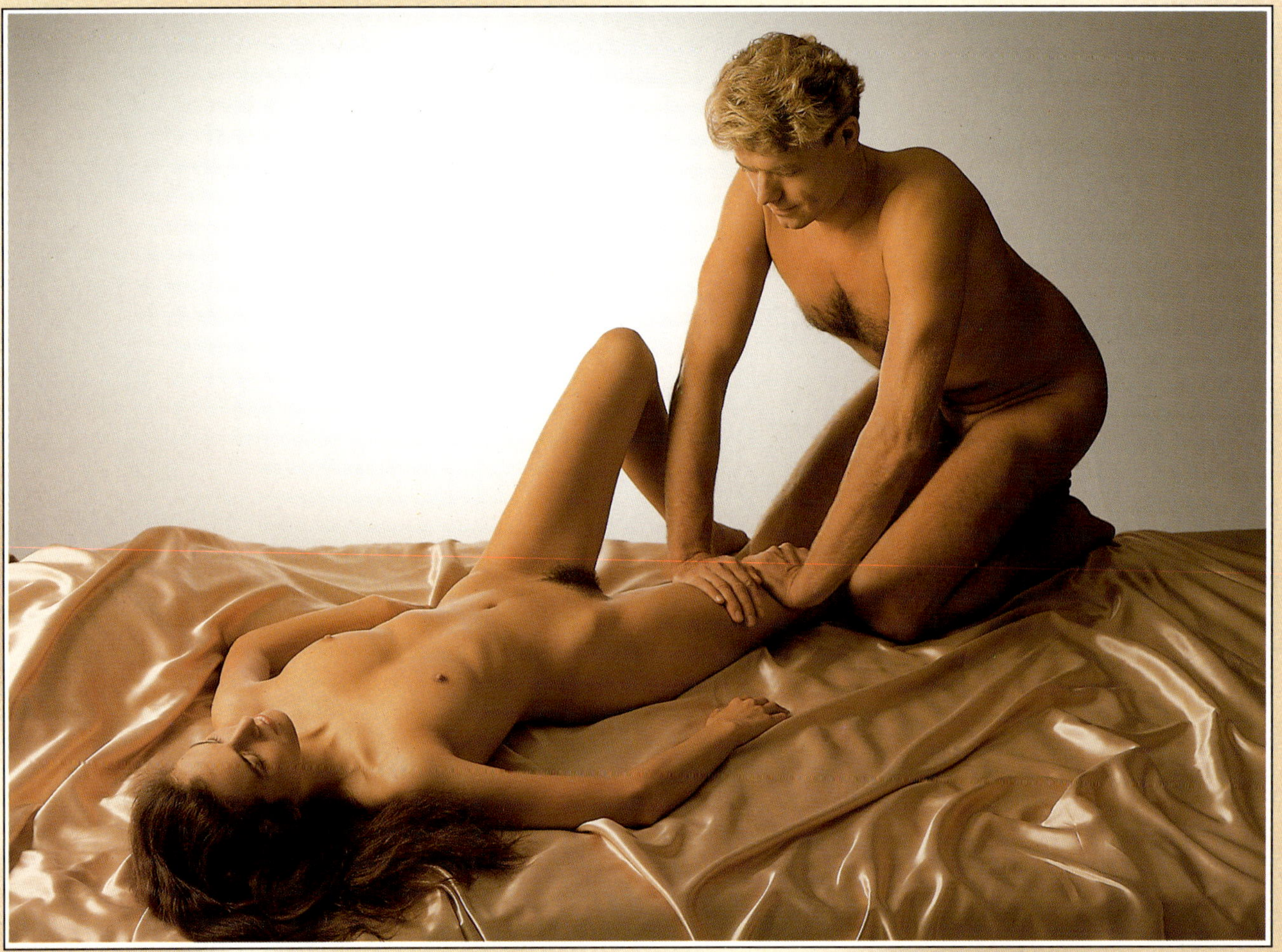

Wenn Sie zum ersten Mal eine Partnermassage machen, mag Ihnen dies zunächst vielleicht ein bißchen anstrengend oder gar kompliziert erscheinen. Doch das Gegenteil ist der Fall: Nichts ist wirklich anstrengend. Es gibt keine festen Regeln, die Reihenfolge der einzelnen Bewegungen bestimmen Sie und Ihr Partner selbst. Ich will Ihnen hier nur Anregungen geben, wie Sie Ihre Partnermassage gestalten könnten . . . Zwanglos, heiter, eins mit sich und Ihrem Partner. Frei von Hemmungen und falschen Klischeevorstellungen. Gefragt sind allein Ihr Einfühlungsvermögen und Ihre Kreativität. Vergessen Sie das bitte nicht.

Nach der einfühlsamen Behandlung der Füße ergibt sich ganz ungezwungen und nahezu automatisch die Massage der Beine, die – ebenso wie die Füße – im wahrsten Sinne des Wortes eine große Last zu tragen haben.

Beginnen Sie am besten mit der Vorderseite, da Ihr Partner nach der Fußmassage ohnehin auf dem Rücken liegt. Wenn Sie keine Massagebank haben und nicht im Stehen massieren können, knien Sie seitlich neben ihm oder an seinen Füßen und

gleiten, an den Knöcheln beginnend, mit beiden Händen an den Beinen entlang nach oben. Ölen Sie die Hände gut ein, vor allem, wenn die Beine Ihres Partners stark behaart sind.
Bei diesem Teil der Massage dürfen Sie schon etwas kräftigeren Druck ausüben. Wichtig ist eine fließende, rhythmische Bewegung, die Sie am besten erreichen, wenn Sie das eigene Körpergewicht einsetzen. Das heißt, Sie beugen sich leicht über das Bein Ihres Partners (Ihrer Partnerin) und massieren, indem Sie Ihr Gewicht nach vorn verlagern, zu den Oberschenkeln hinauf. Dann verlagern Sie Ihr Gewicht wieder nach hinten. So brauchen Sie nicht übermäßig viel Muskelkraft einzusetzen.
Wenn Sie stehend massieren, verlagern Sie einfach während der Streichbewegungen Ihr Gewicht von einem Bein auf das andere.
Die klassische Durchblutungsmassage geht bei den Streichbewegungen der Beine bis hoch zu den Oberschenkeln und den Hüften. Wenn Ihnen dies – aus welchen Gründen auch immer – im Moment (noch) zu „kühn" oder zu intim ist, hören Sie einfach am Oberschenkel auf. Sie streichen in großzügigen, kräftigen Bewegungen an den Innenseiten der Beine nach oben bis zu den Leisten, lassen Ihre Hände dann langsam auseinandergleiten und streichen an den Außenseiten der Schenkel über die Knie wieder zu den Knöcheln zurück. Diesmal mit sehr viel sanfterem Druck, denn das Blut soll ja zum Herzen hin massiert werden und nicht in Beinen und Füßen versacken. Dieser zarte Rückweg hat auch nur den Sinn, nie den Hautkontakt zum Partner zu verlieren. Wiederholen Sie diese Streichbewegungen von den Knöcheln zu den Oberschenkeln oder Hüften mehrere Male, damit sich bei Ihrem Partner eine wohlige Durchblutung einstellt.
Wenn Sie sich gut genug kennen oder Lust darauf haben, können Sie mit beiden Händen gleichzeitig an beiden Beinen bis zu den Oberschenkeln kräftig streichen, dann trennen sich Ihre Hände und massieren an den Genitalien vorbei bis zum Hüftknochen hinauf und wieder hinunter. Wenn Sie dabei das Glied Ihres Partners oder Schamhaare und Schamlippen Ihrer Partnerin „im Vorübergehen" treffen, sollten Sie beide das als angenehm empfinden und nicht glauben, Sie wären vielleicht „zu weit" gegangen.
Wären wir nicht durch jahrhundertelange körperfeindliche Erziehung dazu gebracht worden, jeden körperlichen Kontakt, der über das „Übliche" hinausgeht, gleich als sexuell zu deuten und damit eindeutig nur auf ein Ziel gerichtet, würden wir uns heute überhaupt keine Gedanken machen, was bei einer Partnermassage „erlaubt" ist oder was – vielleicht – zu Mißverständnissen führen könnte.
Setzen Sie sich über derart absurde Tabus doch einfach hinweg, und fragen Sie Ihren Partner, ob er es als angenehm empfindet, wenn Sie um seine Genitalien keinen „großen Bogen" machen. Wenn Sie keine Lust zum Fragen oder Sprechen haben oder das Fließen der Bewegungen nicht unterbrechen wollen, schauen oder hören Sie, ob er sich wohl fühlt. Akzeptieren Sie ein „Bitte nur die Beine" ebenso wie ein genüßliches, befreites Durch- und Ausatmen oder gar ein wonnigliches Stöhnen. Lassen Sie den Genuß zu. Das bringt jede Menge Energie und Lust am Leben.

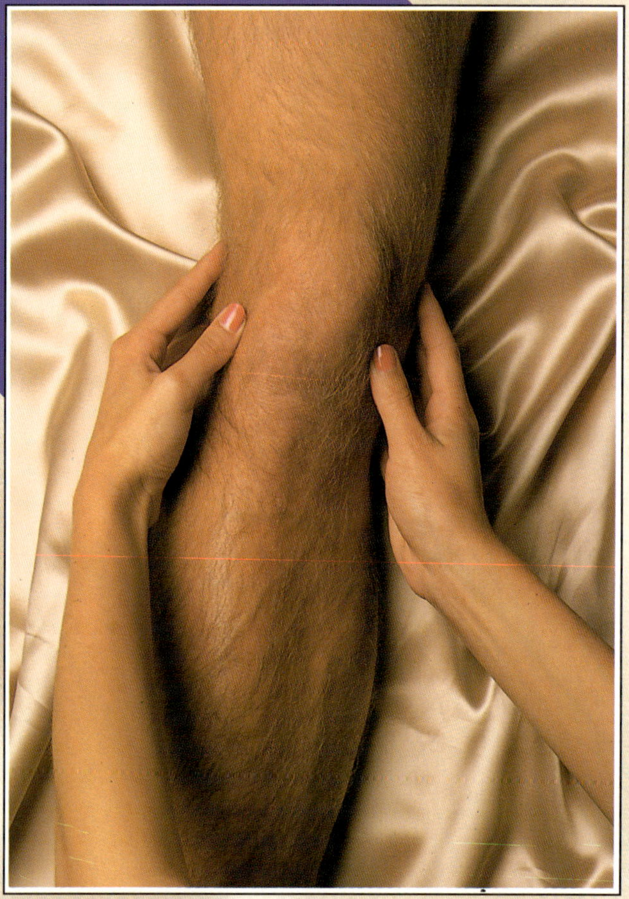

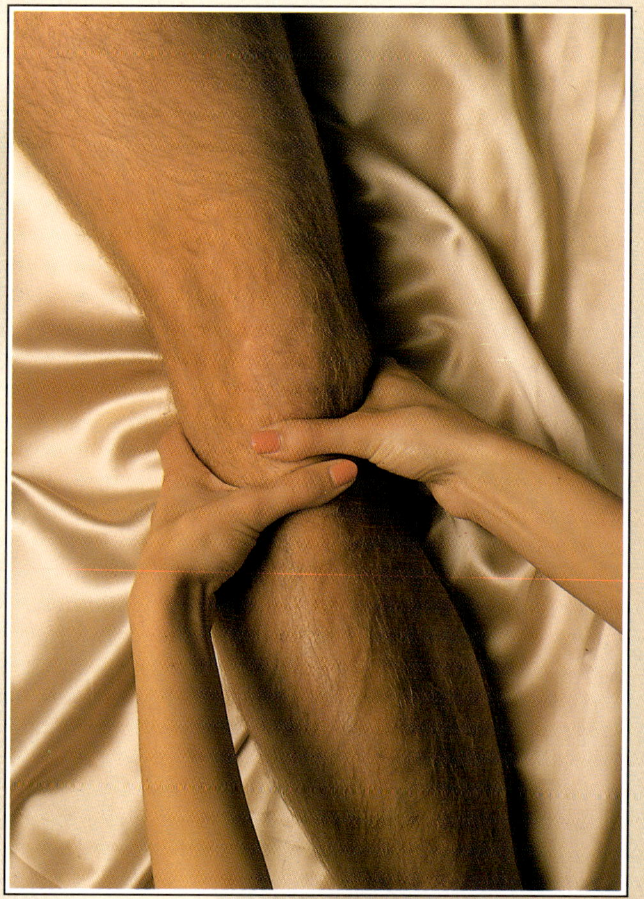

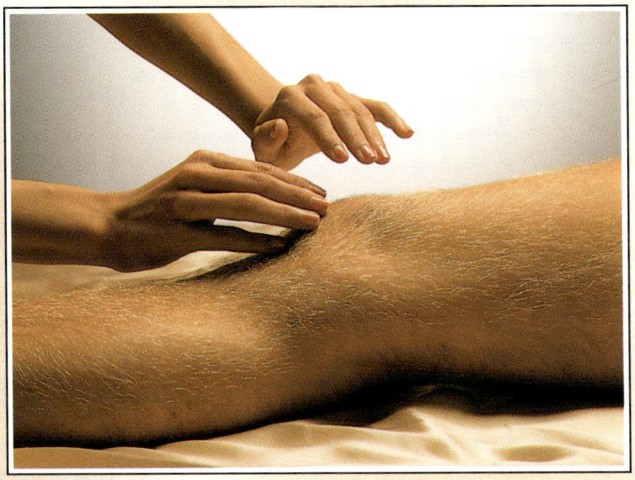

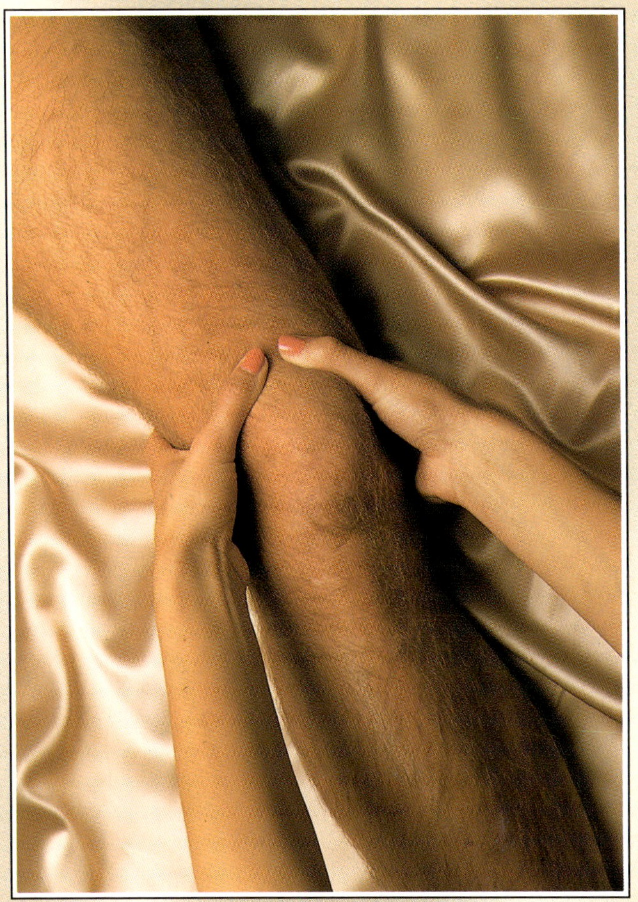

Besondere Aufmerksamkeit sollten Sie den Knien Ihres Partners widmen. Denn sie sind äußerst sensitiv und ansprechbar – vergleichbar nur mit den Innenseiten der Schenkel. Lassen Sie Ihre Daumenspitzen rund um die Kniescheibe kreisen (Abbildung ◁◁), pressen Sie dann mit sanftem Druck der Daumen in die Vertiefungen rund ums Knie (Abbildung ◁).
Trommeln Sie danach – bitte zart – mit allen zehn Fingern einige Sekunden auf dem Knie (Abbildung △) und „beruhigen“ Sie es anschließend mit sanft kreisenden, flachen, einfühlsamen Streichbewegungen (Abbildung ◺).

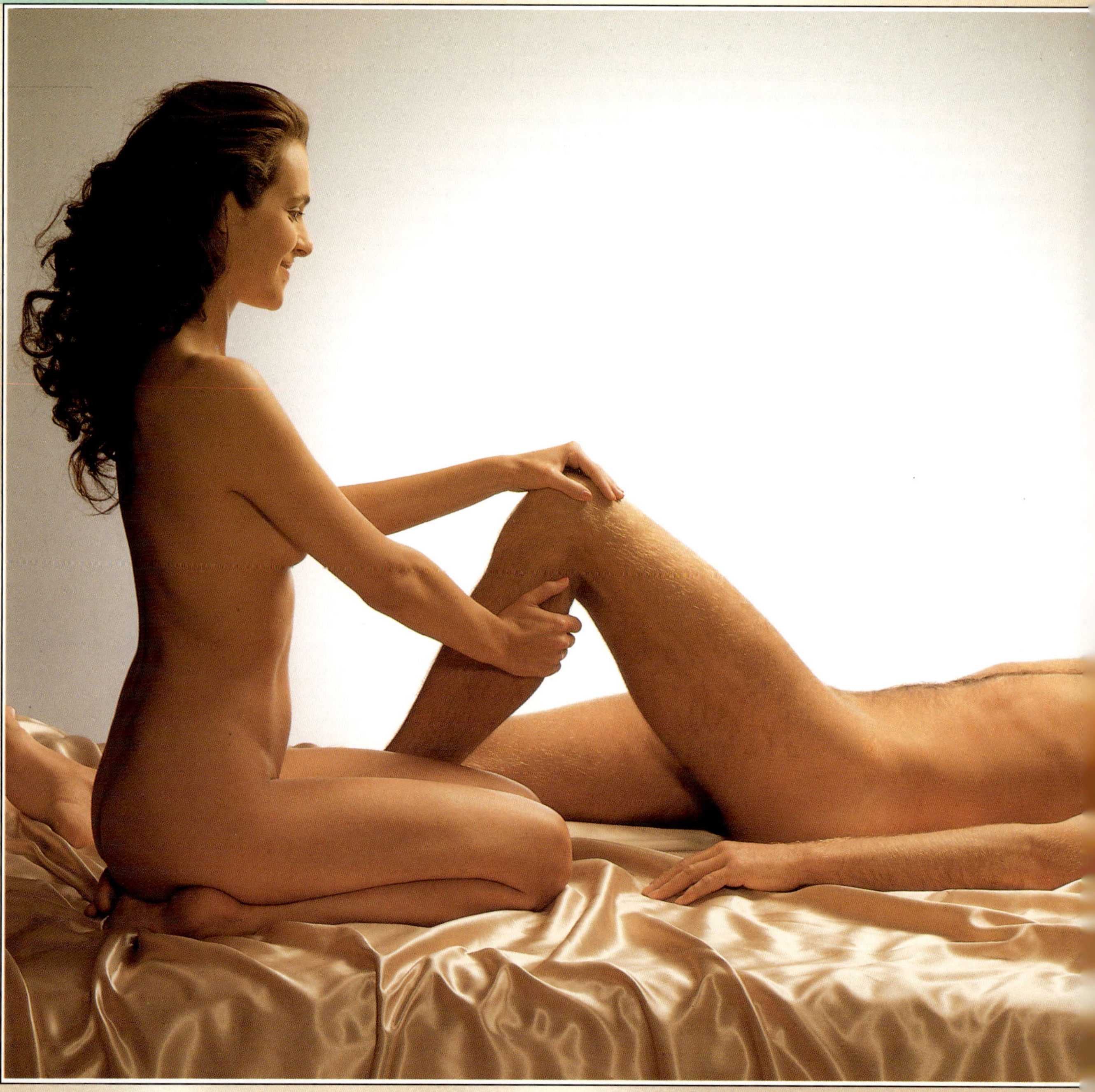

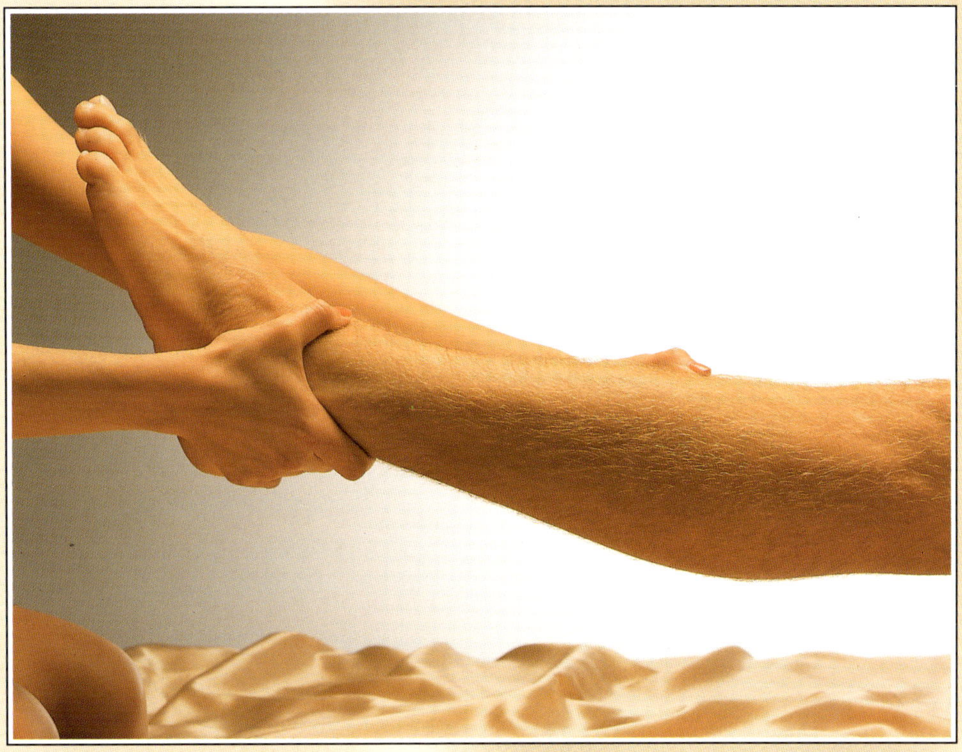

Dann heben Sie das Bein Ihres Partners leicht an und winkeln das Knie ab (Abbildung ◁). So können Sie die Wadenmuskulatur durch leichtes Schütteln, Kneten und Klopfen wunderbar lockern.
Wenn Sie das Bein Ihres Partners wieder hinlegen, ist der Zeitpunkt für ein sanftes Ziehen und Dehnen gekommen. Die Betonung liegt auf „sanft". Ihr Partner sollte dabei natürlich kein Unbehagen oder gar Schmerz verspüren. Ziehen Sie das Bein, und schütteln Sie es dabei ganz behutsam aus (Abbildung △). Das löst letzte Verkrampfungen.
Vom Daumenspitzen-kreisen-Lassen bis zum Ziehen und Dehnen wiederholen Sie jetzt den gesamten Vorgang beim anderen Bein. Sie können auch beide Beine gleichzeitig behandeln.

Die Rückseite der Beine kann sofort im Anschluß massiert werden. Ihr Partner dreht sich auf den Bauch, und Sie wiederholen die gleichen Streich- und Knetbewegungen wie bei der Vorderseite. Sie können aber auch erst die ganze Vorderseite massieren und Ihren Partner dann bitten, sich umzudrehen. Wichtig ist dabei, daß Sie – gleich in welcher Reihenfolge Sie massieren – mit den Kniekehlen feinfühlig umgehen, da sie bei den meisten Menschen besonders empfindsam und druckempfindlich sind.

Das Abwinkeln der Beine bereitet zu Beginn nicht jedem Massierten Genuß. Sie knien dabei zu den Füßen Ihres Partners, umfassen mit beiden Händen sein Bein am Knöchel und drücken es dann abgewinkelt nach oben gegen Hüften und Bauch (Abbildung ▽). Drükken Sie behutsam so lange durch, bis sich Widerstand zeigt. Je nachdem, wie geschmeidig die Muskeln und Sehnen Ihres Partners sind, kann er es als sehr wohltuend empfinden, wenn die Beine weit zurückgebogen und die Knie stark angewinkelt werden. Vielleicht bringen Sie ihn oder sie aber auch erst auf den Geschmack, indem Sie von Mal zu Mal ein bißchen mehr abwinkeln, drücken und „stretchen".

Ob Sie diesen Teil mit in die Partnermassage der Beine einbeziehen oder nicht: Auch die Massage der Beine sollte – wie die Fußmassage – mit ausgleichenden, beruhigenden Streichbewegungen und einem kurzen Innehalten enden (Abbildung ▷), um Ihre beiden Energieströme zu vereinen und gemeinsam zu entspannen. Genießen Sie ganz in Ruhe . . .

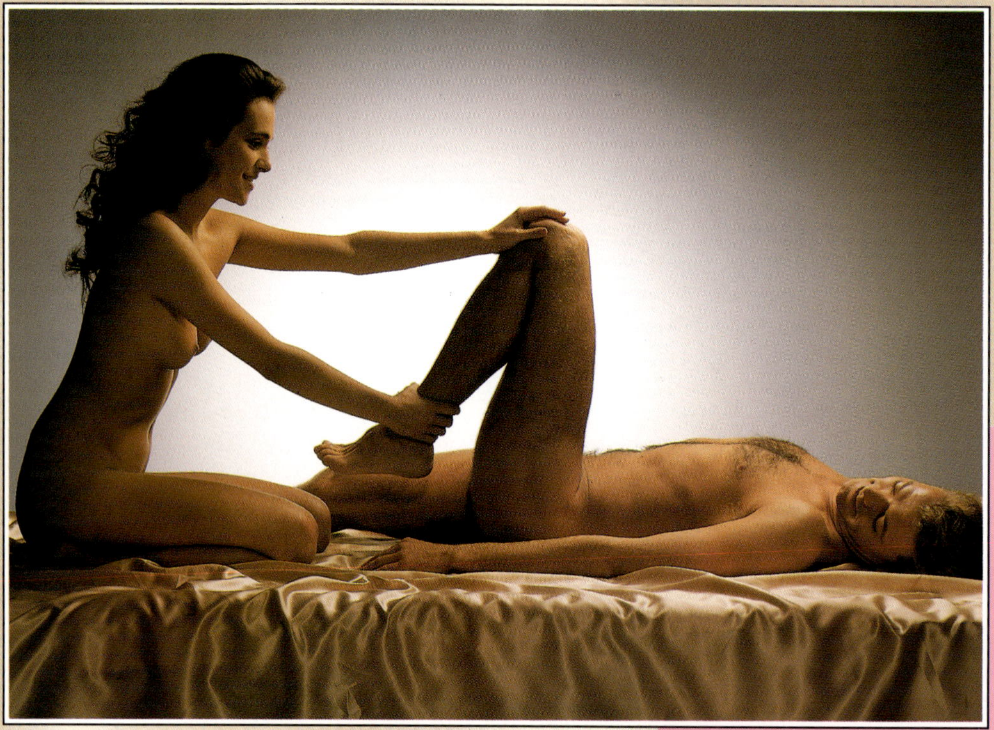

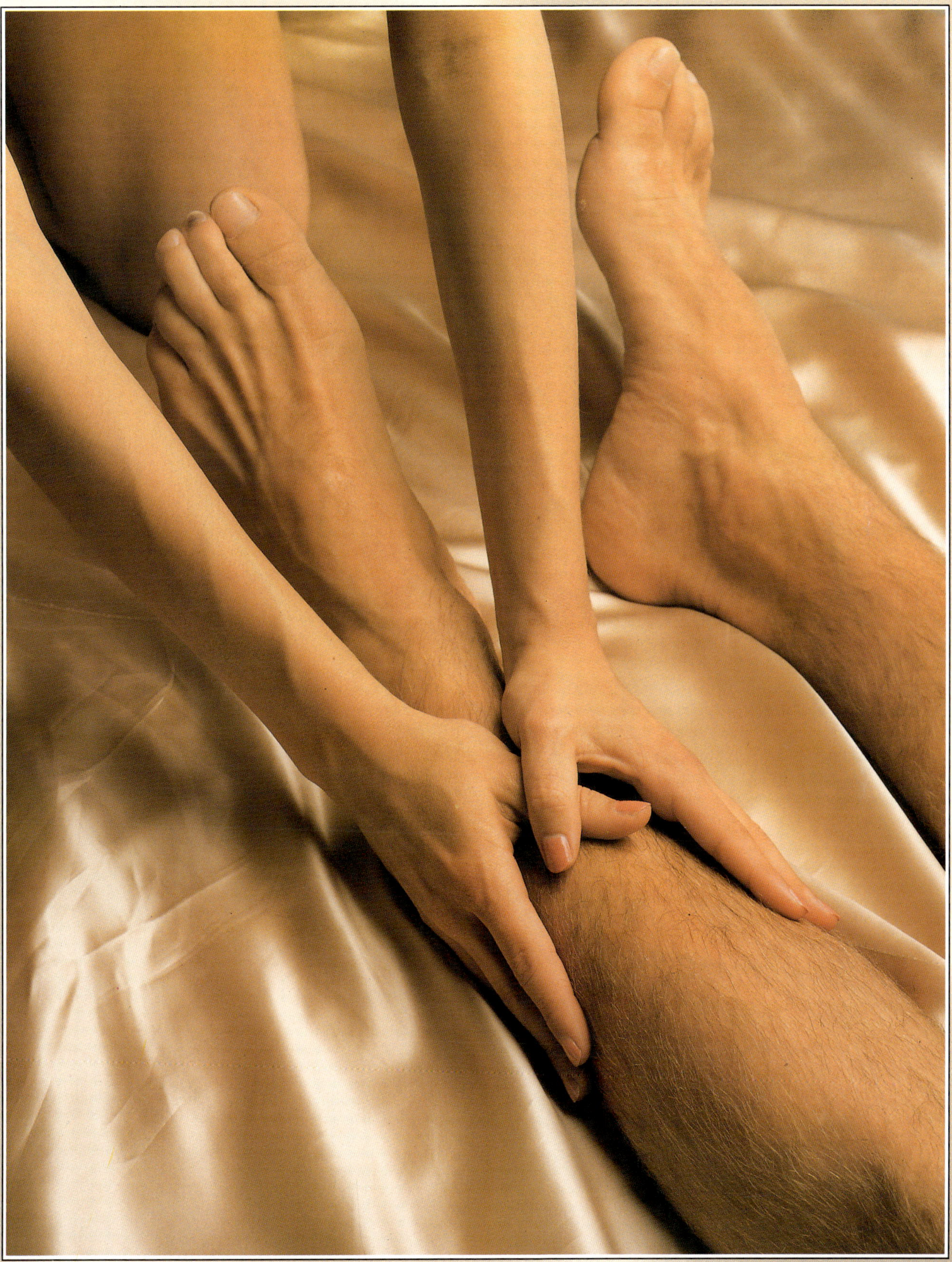

Partnermassage, die milde Strategie gegen Streß und Muskelverspannungen, ist – so unglaublich es auch zunächst für Sie klingen mag – im Bauchbereich besonders wirkungsvoll. Bei kaum einem anderen Körperteil zeigen sich so sehr die Verletzlichkeit und gleichzeitig das Vertrauen, das der „Nehmende" in den „Gebenden" hat; zeigt sich, wie stark sein Körperbewußtsein und damit sein Selbstwertgefühl ausgeprägt ist; wird sichtbar, ob er sich entspannen kann und Gefühle zuläßt, die mehr über ihn verraten als viele Worte.

Denn der Bauch ist ein wichtiges Zentrum des Körpers, in dem Gefühle, die aus dem Becken – unserem Lust- und Sexualbereich – kommen, gesammelt und nach oben in Richtung Herz geleitet werden. Deswegen ist er auch besonders aufnahmebereit für Streicheleinheiten, die Wärme erzeugen und eine Atmosphäre des Vertrauens schaffen. Seinen Bauch sozusagen schutzlos einem anderen zu überlassen, das setzt schon viel an Vertrauen und Vertrautheit voraus. Und jede Menge Einfühlungsvermögen Ihrerseits, denn wenn Sie zu forsch an diesen empfindlichen Körperteil herangehen, zuckt Ihr Partner eher qualvoll denn lustvoll zusammen. Das schönste Gefühl vermittelt gleich zu Anfang das „Bauchkreisen". Legen Sie die linke und die rechte Hand flach auf den Bauch Ihres Partners, und beginnen Sie mit den kreisenden Bewegungen, die in Sekundenschnelle wohltuende Wärme verbreiten, die Durchblutung in Magen-, Bauch- und Beckenbereich stimulieren. Wenn Sie bei der Massage sitzen, legen Sie sich am besten ein paar dicke Kissen in den Rücken und massieren Ihren Partner entspannt von oben über seinen Kopf hinweg, oder – was ich persönlich bevorzuge – Sie knien oder stehen neben ihm.

So kann auch Ihr Partner Sie genüßlich betrachten und sehen, mit welcher Hingabe Sie auf ihn eingehen. Sie erinnern sich: Bei der Partnermassage sollte nichts in Arbeit ausarten, Haut- oder Blickkontakt aber – idealerweise beides – ist ein „Muß"! Um das Massieren des Bauchbereichs auch für Ihren Partner so entspannend wie möglich zu machen, können Sie ein Kissen, oder besser noch eine Nackenrolle, unter seine Kniekehlen legen. Dann ist die Bauchdecke weniger angespannt und aufnahmebereiter für die Wohltat Ihrer Hände.

Das „Bauchkreisen" sollte immer im Uhrzeigersinn durchgeführt werden, da auch der Dickdarm so verläuft. Beginnen Sie mit kleinen Kreisen direkt um den Bauchnabel, und ziehen Sie dann langsam, aber rhythmisch immer größere Kreise bis unter die Rippen und zum oberen Beckenbereich. Wenn Sie mögen, können Sie auch beide Hände übereinanderlegen und so behutsam den Druck verstärken.

Verharren Sie ein wenig, sobald Sie die sich ausbreitende Wärme auf der Bauchdecke spüren. Lassen Sie sich und Ihrem Partner Zeit, dieses köstliche Gefühl in sich aufzunehmen, zu „inhalieren" . . .

Die neu entdeckte Lust am wohlig-warmen Bauch

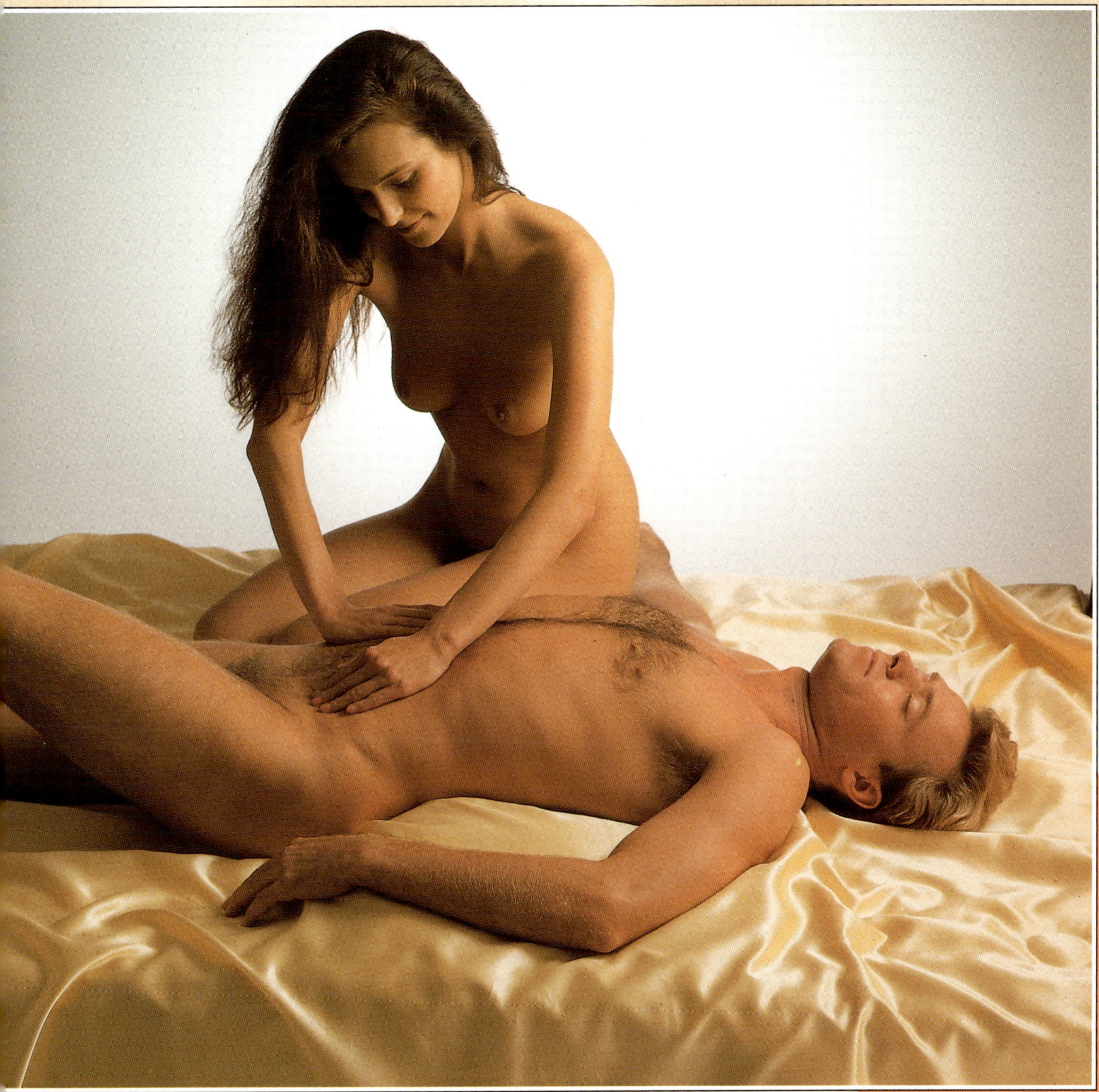

Massieren Sie dann den Bauch quer von einer Seite zur anderen, benutzen Sie dabei Handflächen und Handrücken (Abbildung ▽). Machen Sie Ihre Hände ganz geschmeidig und weich, um unter keinen Umständen den Hautkontakt und damit den Fluß der Bewegungen und der Energien zu unterbrechen.
Von Frauen als besondere Wohltat empfunden wird das Kneten der Taille (Abbildung ▷). Durch die verbesserte Durchblutung werden Schlackstoffe im Blut schneller abtransportiert, das gerade an dieser Stelle oft träge Gewebe kommt in Bewegung. Der kosmetische Effekt ist nicht zu übersehen: Je öfter Sie in den Genuß einer Partnermassage kommen, um so beweglicher und schlanker wird Ihre Taille. Das Kneten darf ruhig etwas kräftiger durchgeführt werden, weil sonst, statt der gewünschten Durchblutung und Anregung des Lymphflusses (siehe auch „Lymphdrainage, Seite 14), eher ein Kitzeleffekt entsteht. Ein energisches Kneten wird selbst von sehr schlanken Menschen als angenehm empfunden.
Nach dem Kneten, das natürlich nicht in Kneifen ausarten darf, sollten sich unbedingt wieder lang streichende Bewegungen mit Handfläche und Handrücken quer über den Bauch anschließen, um Harmonie und Wohlbehagen perfekt zu machen.
Und auch hier wieder zum Abschluß ein kurzes Verharren beider Handflächen auf der Bauchdecke Ihres Partners (Abbildung ▷), um das Vertrauen zwischen Ihnen beiden noch zu vertiefen und sich und ihm die Möglichkeit zu geben, die vielleicht ungewohnten und daher überwältigenden Emotionen voll auszukosten.
Ganz zu Anfang dieses Buches habe ich schon davon gesprochen, wie sehr eine Partnermassage aufwühlen und „unter die Haut" gehen kann. Wie sie – ganz besonders bei Männern, die es nicht gelernt haben, ihren Gefühlen freien Lauf zu lassen und sie sich selbst und anderen einzugestehen – Verkrustetes „aufbrechen", bewußt oder unbewußt Unterdrücktes hochkommen läßt. Auf jeden Fall überraschend kommt und deswegen verwirrend sein kann.

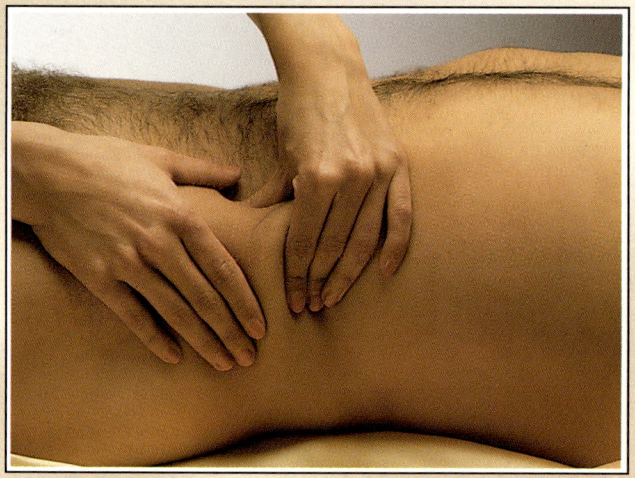

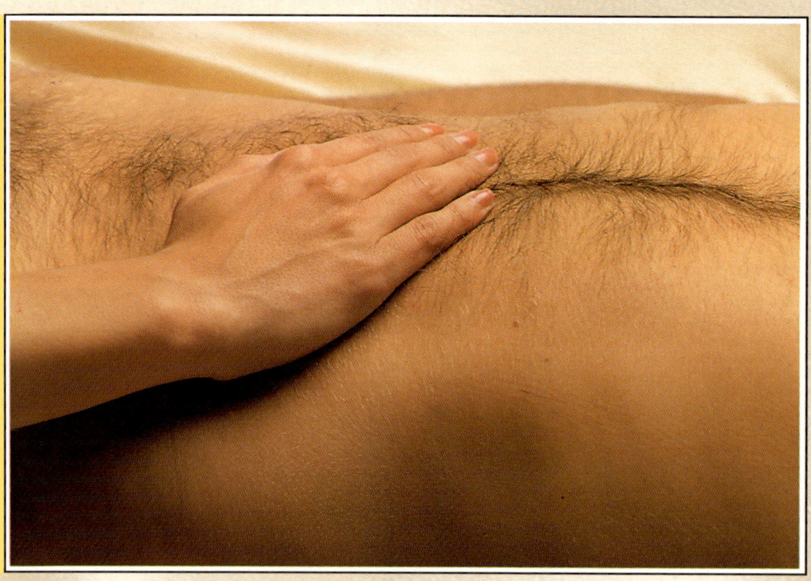

Nehmen Sie sich Zeit! Das ist eigentlich meine wichtigste Botschaft für eine Partnermassage. Nicht das professionelle Ausführen bestimmter Griffe oder „Tricks“ sind es, die Partner-

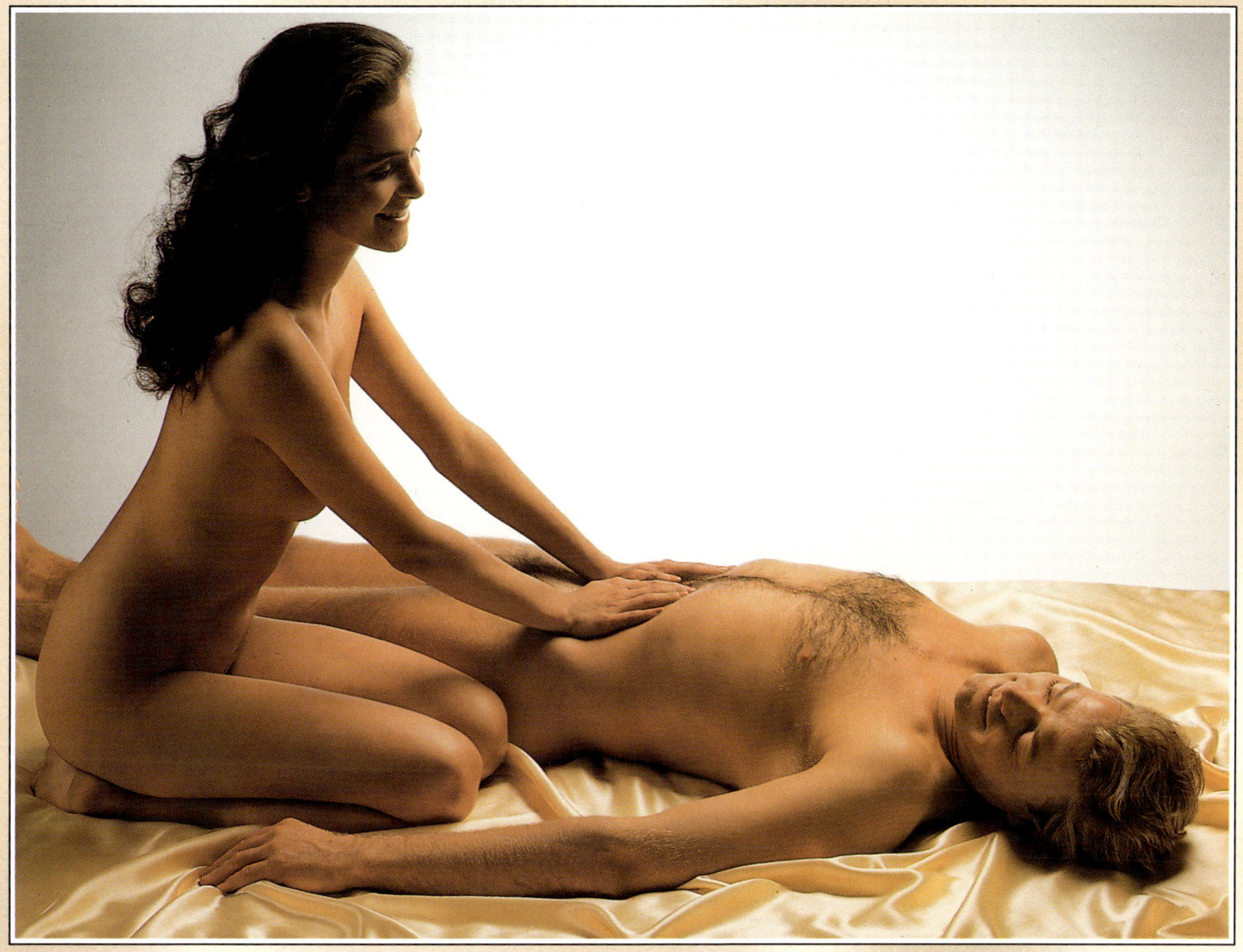

massage so außergewöhnlich machen, sondern das Aufeinandereingehen, das Zeit-füreinander-Haben. „Du bist jetzt das Wichtigste für mich. Ich möchte es dir schönmachen. Ich will dir – und damit mir – guttun.“ Das ist die Botschaft, die Sie vermitteln.

Wieder frei durchatmen können – Entspannung für Brust und Schultern

Hat schon die Bauchmassage jede Menge Emotionen, Empfindungen oder Gefühle hervorgerufen und vielleicht die Seele „aufgewühlt", so gilt dies erst recht für die Massage von Brust und Schultern. Hinter dem schützenden Brustkorb liegen lebenswichtige Organe wie Herz und Lungen. Hier befindet sich unser Gefühls- und Vitalitätszentrum: Gefühle werden gebündelt verstärkt und mit Lebensenergie versehen. Je mehr sich der Mensch in Harmonie mit Körper und Seele befindet, desto entspannter und weicher ist der Brustbereich und läßt so den Austausch von Wärme und Zärtlichkeit zwischen den Partnern zu. Werden Gefühle jedoch ständig unterdrückt, verspannt sich das Zwerchfell – der wichtigste Atemmuskel –, und die Atmung, die uns mit Lebensenergie versorgt, wird eingeschränkt. Dies bedeutet, daß sich nicht nur körperliche Vitalität unzureichend entfalten kann. Auch die Seele wird eingeengt, so daß die Entwicklung schöner und positiver Empfindungen auf ein Mindestmaß reduziert wird.

Obwohl Frau und Mann sich anatomisch im Bereich der Brust unterscheiden, haben beide doch sehr ähnliche Empfindungen, die durch eine Massage hervorgerufen werden: sinnliches Wohlbehagen und das beglückende Gefühl, verwöhnt zu werden. Bei einer professionell durchgeführten Massage wird fast immer der Busen der Frau ausgespart, was sicherlich mit den noch immer vorherrschenden gesellschaftlichen Tabus zusammenhängt. „Wer den Busen einer Frau anfaßt, will sexuell etwas von ihr" – noch immer bringt diese Klischeevorstellung viele Menschen um schöne, sinnliche Genüsse. Dabei sind gerade der Busen und sein zartes Gewebe besonders empfänglich für eine stimulierende Massage. Durch die bessere Durchblutung verbreitet sich wohltuende Wärme, die sich bis ins Sonnengeflecht, den Solar plexus, ausbreitet und verströmt und so neue Energien entstehen läßt. Daß sich dies positiv auf die Schönheit des Busens auswirkt, versteht sich von selbst. Das gibt der Stimmung zusätzlichen Auftrieb. Besonders empfänglich für Streicheleinheiten sind auch die Schultern, die – im übertragenen Sinne – oft mehr zu tragen haben, als sie eigentlich verkraften können. Um den täglichen Streß besser in den Griff zu bekommen, spannen viele von uns absichtlich oder unbewußt die Schultern an, machen sie hart und unnachgiebig. Die Folge dieser Abwehrhaltung und Selbstverteidigungspose sind Muskelverhärtungen, deren Schmerzen bis in Nacken, Hals und Arme ausstrahlen können. Beobachten Sie sich einmal selbst, wie Sie Ihre Schultern halten, wenn Sie Ärger und Frust „runterschlucken" müssen. Wenn Sie Ängste nicht zulassen wollen und glauben, diszipliniert sein zu müssen. Die starre und verkrampfte Haltung läßt nicht nur die Muskeln verhärten und schmerzende Knoten entstehen, sie blockiert auch den so lebensnotwendigen Fluß der Energieströme in Ihrem Körper und entzieht Ihnen noch mehr Lebenskraft und Vitalität.

Gönnen sie sich und Ihrem Partner also so oft wie möglich die Wohltat einer Brust- und Schultermassage. Auch wenn Sie nicht immer die Zeit für eine komplette Partnermassage von Kopf bis Fuß haben: Bauch, Brust und Schultern sollten immer auf dem Programm stehen und mit viel Einfühlungsvermögen massiert werden. Schauen Sie sich doch einmal die Schultern Ihres Partners vor und nach Ihrer Massage an. Spätestens dann werden Sie überzeugt sein, daß sich der Einsatz Ihrer Hände und die Intensität Ihres Gefühls mehr als gelohnt haben!

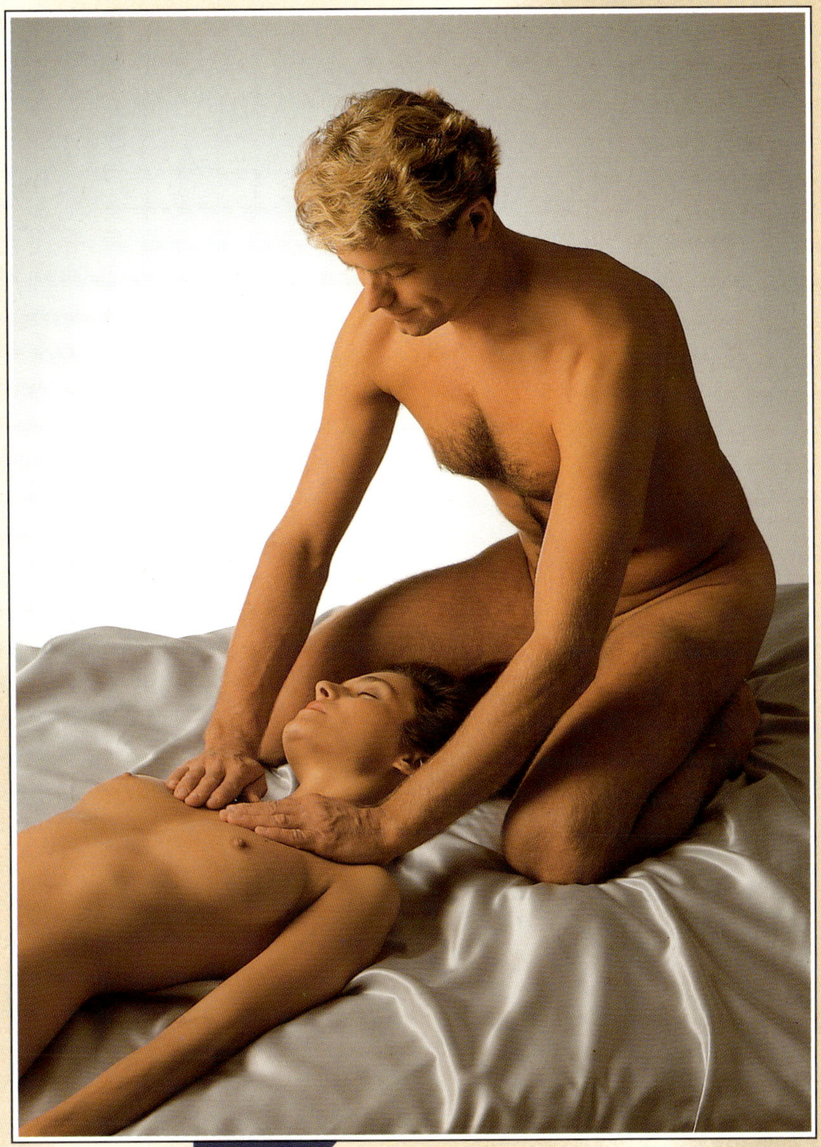

Abgesehen von größerer Sanftheit beim Massieren des weiblichen Busens, verläuft die Partnermassage der Brust für Frau und Mann gleich. Wobei von dem Mann, der seine Partnerin massiert, diesmal besonderes Fingerspitzengefühl verlangt wird, da das zarte Gewebe des Busens auf keinen Fall gezerrt oder unnötig gedehnt werden darf.
Auftakt der Brust- und Schultermassage ist immer das großflächige Ausstreichen mit beiden flachen Händen vom Bauch über den Brustkorb, zwischen den Brustwarzen hoch bis hin zum Halsansatz.
Bei diesen intensiv durchgeführten Massagebewegungen stellt sich für den „Nehmenden" und den „Gebenden" sehr schnell das als so wohltuend empfundene Gefühl der Wärme und der Entspannung ein.

Am Schlüsselbein trennen sich dann Ihre Hände und streichen zu den Schultern hin (Abbildung ▻). Anschließend gleiten die Hände mit supersanften Bewegungen an den Körperseiten zurück hinunter bis zur Taille (Abbildung ▽), um erneut die großzügigen Streichbewegungen nach oben zu wiederholen. Wenn Sie die Massage auf dem Boden durchführen, können Sie hinter Ihrem Partner knien, wobei Sie seinen Kopf zwischen Ihren Knien oder auf Ihren Oberschenkeln haben können.

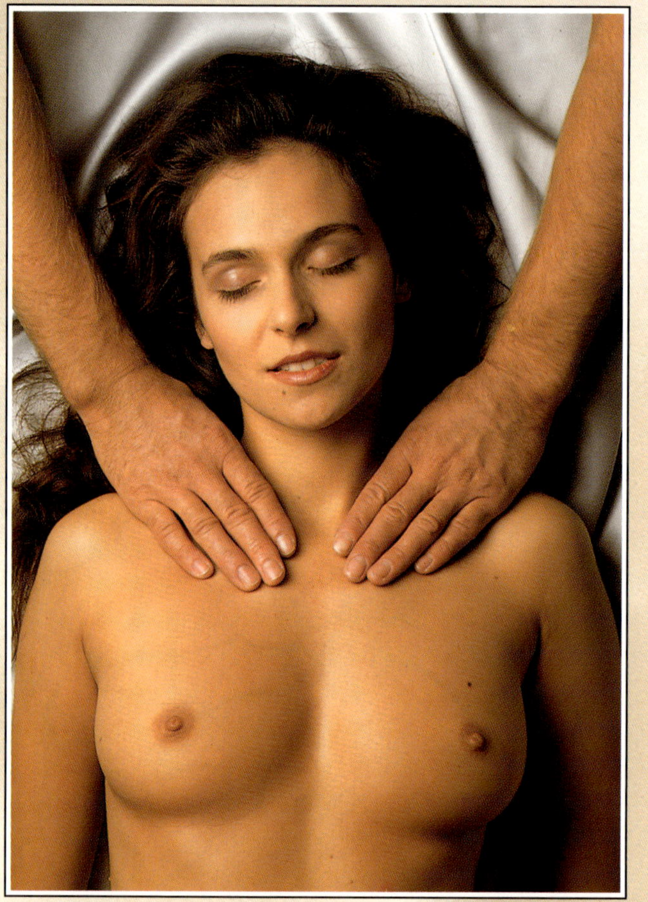

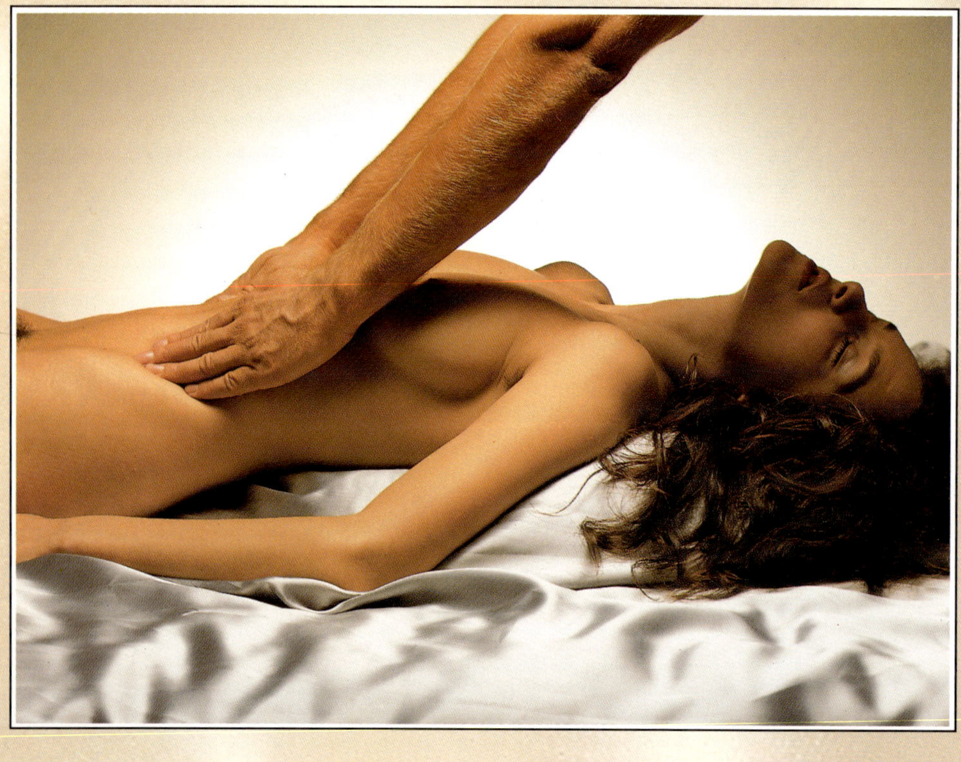

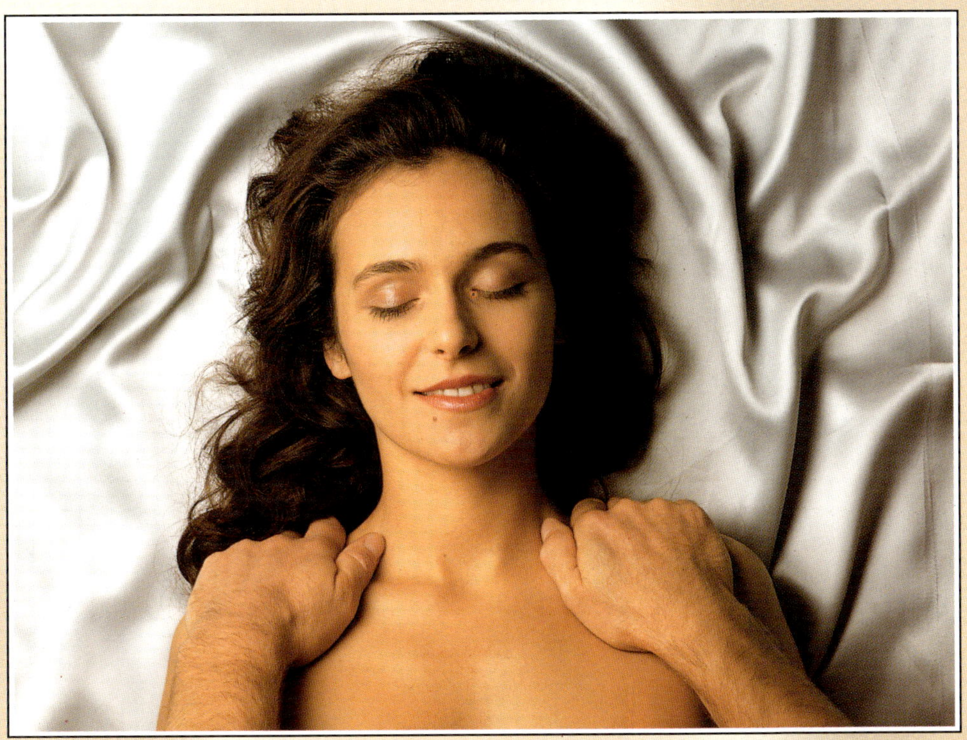

Die geringste Anstrengung ergibt sich für den Massierenden, wenn „sie" oder „er" sich neben den Partner kniet (Abbildung ◁). Dann können Sie die Entspannung, die Sie ihm vermitteln, auch an seinem Gesicht ablesen und ihm dabei Augenblicke zuwerfen . . .
Wenn sich genügend Wärme entwickelt hat, lassen Sie Ihre durchgestreckten Finger mit den Kuppen in kleinen Kreisen hauchzart über den gesamten Bereich zwischen Schlüsselbein und Brustansatz kreisen (Abbildung ▽).
Lassen Sie die Kreise langsam immer größer werden, bis der ganze Bereich bis hin zu den Schultern einbezogen ist.

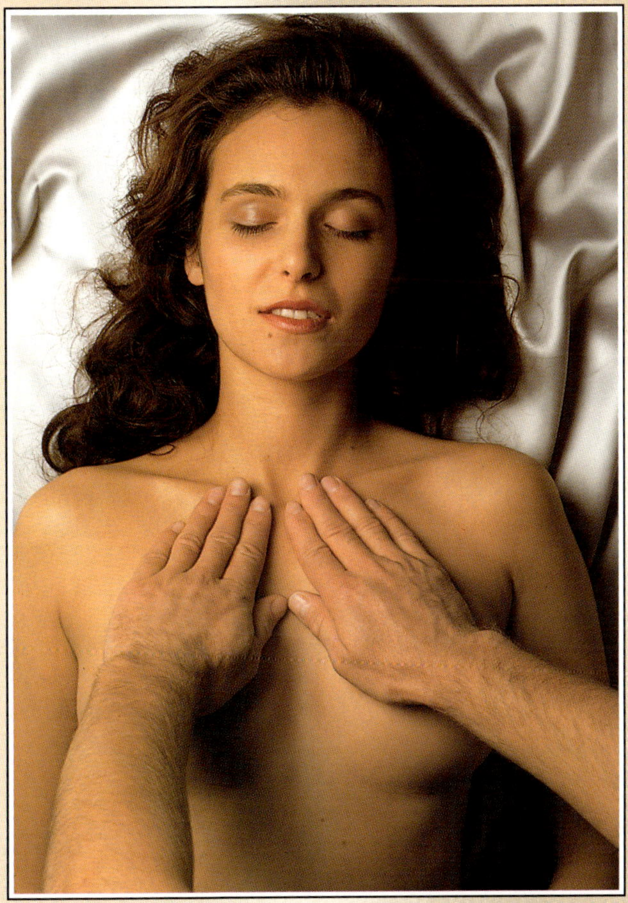

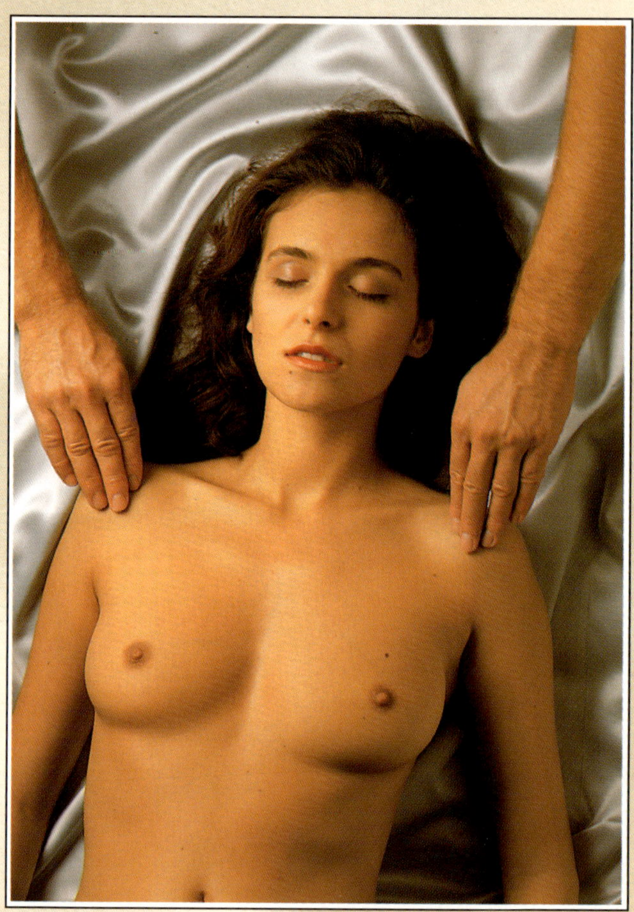

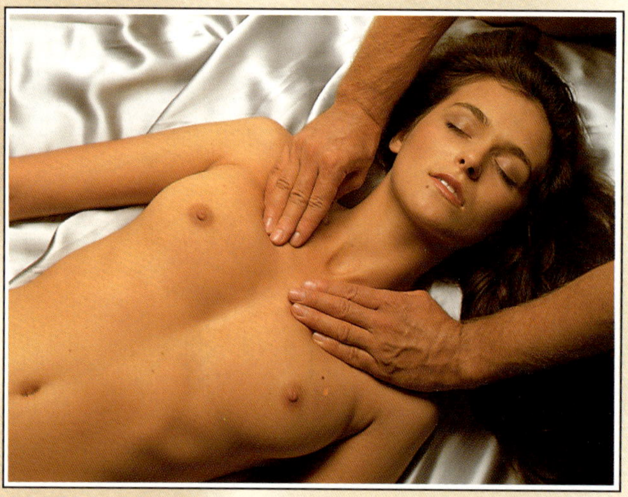

Besonders wichtig: das anschließende kreisförmige Massieren der Schultern (Abbildung ◁). Denn je besser die Schultern durchblutet sind, um so entspannter ruht Ihr Partner während der Massage und läßt dann auch Massagegriffe zu, die ihm normalerweise – das heißt unter Verkrampfung oder Anspannung – vielleicht wehtun könnten oder zumindest kein Wohlbehagen bereiten.

Streichen Sie dann von der Mitte der Brust mit breitflächig ausstreichenden Bewegungen hinauf zu den Schultern (Abbildung ◁) und wieder sanft zurück zur Mitte der Brust (Abbildung △). Damit diese Massagebewegung ihre optimale Wirkung entfalten kann, sollten Ihre Bewegungen zum einen sehr gleichmäßig und rhythmisch sein. Zum anderen sollten sie sich zart und einfühlsam den Konturen des entspannten Körpers anpassen, den Sie gerade so hingebungsvoll massieren.

Dies gilt ganz besonders auch für die nächsten Massagebewegungen von der Mitte der Brust hin zu den Seiten (Abbildung ▽). Sparen Sie dabei die Brustwarzen nicht aus, wobei bei der Frau natürlich ein sanfterer Druck ausgeübt werden sollte als beim Mann, da ihre Haut dünner und damit empfindlicher ist. Männer mit ausgeprägter Muskulatur im Brustbereich schätzen sogar einen kräftigeren Druck, damit das Muskelgewebe wieder geschmeidig wird.

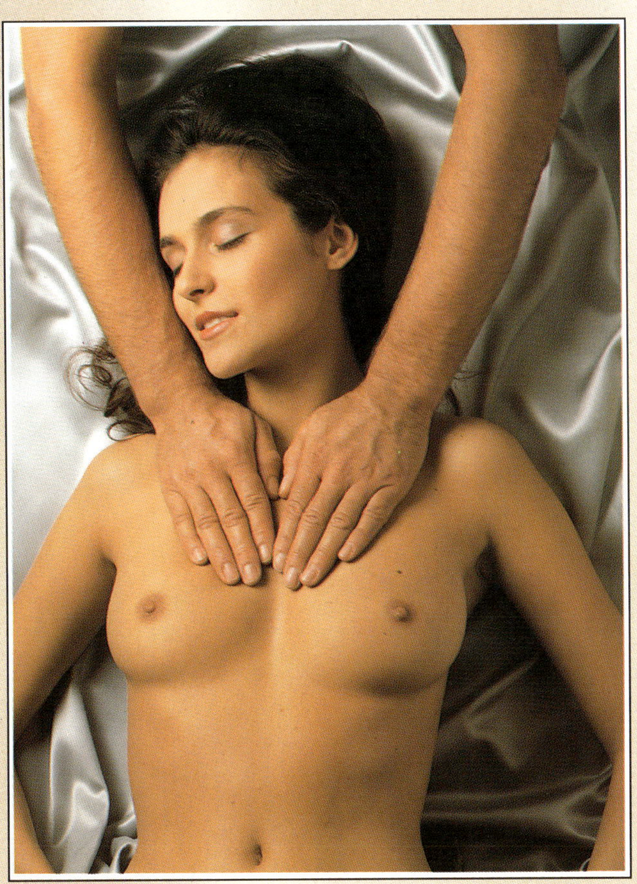

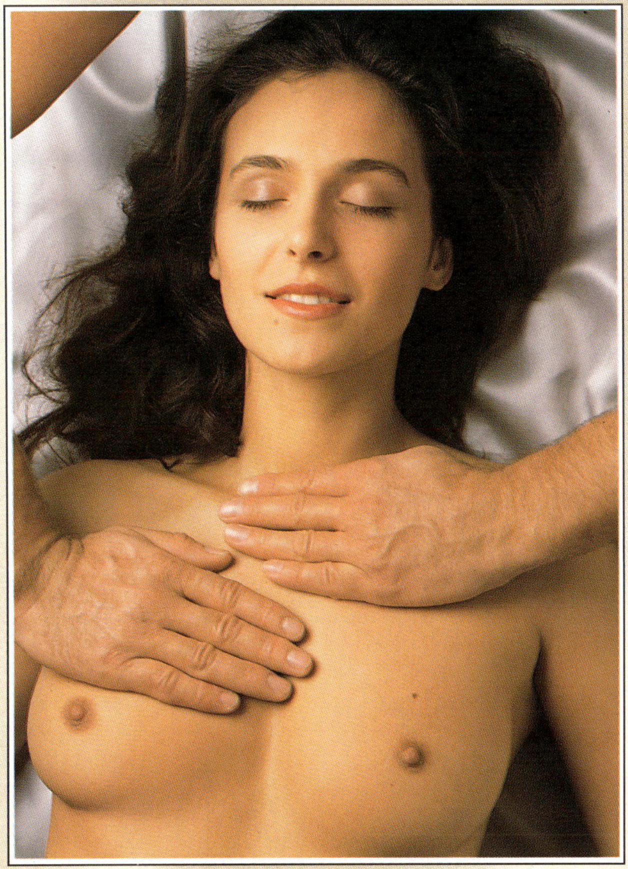

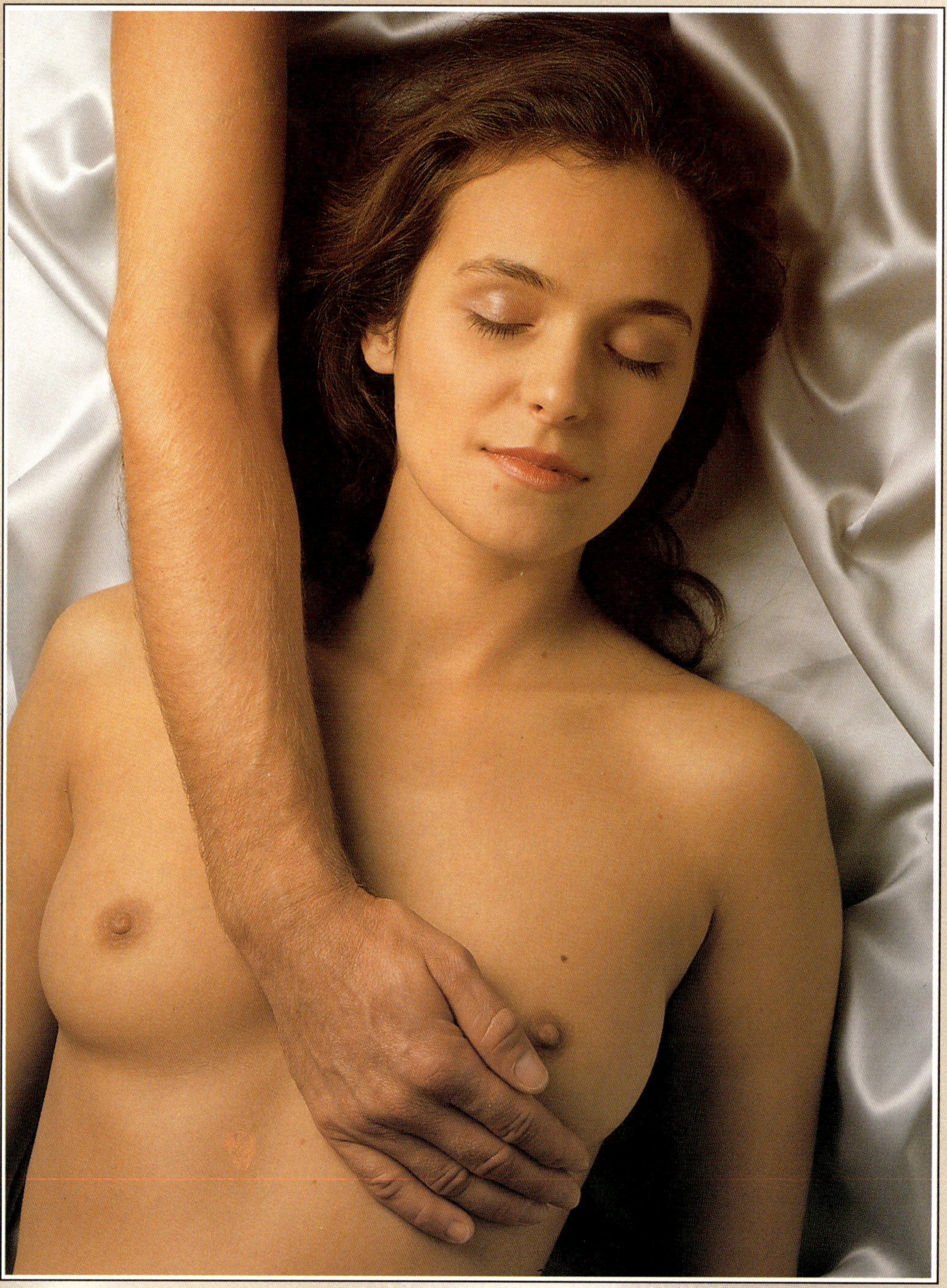

Ganz besonderen Genuß bringt der Frau das Kreisen rundherum um die Brüste in Form einer 8. Wenn Sie Rechtshänder sind, beginnen Sie mit der rechten

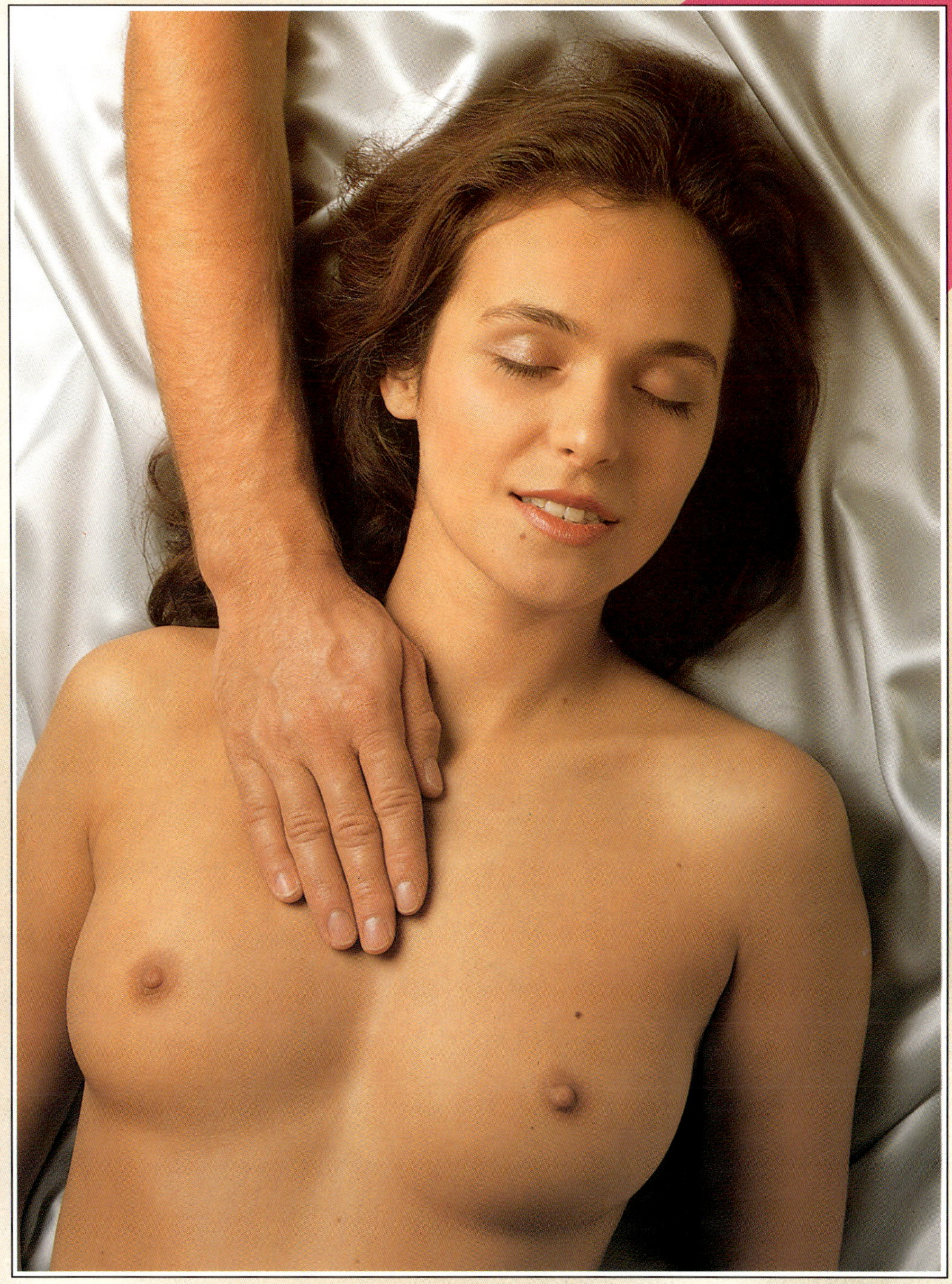

Hand unterhalb der linken Brust mit der vollen Handfläche (Abbildung ▷), streichen dann zwischen den Brüsten hinüber zur oberen rechten Brust (Abbildung △).

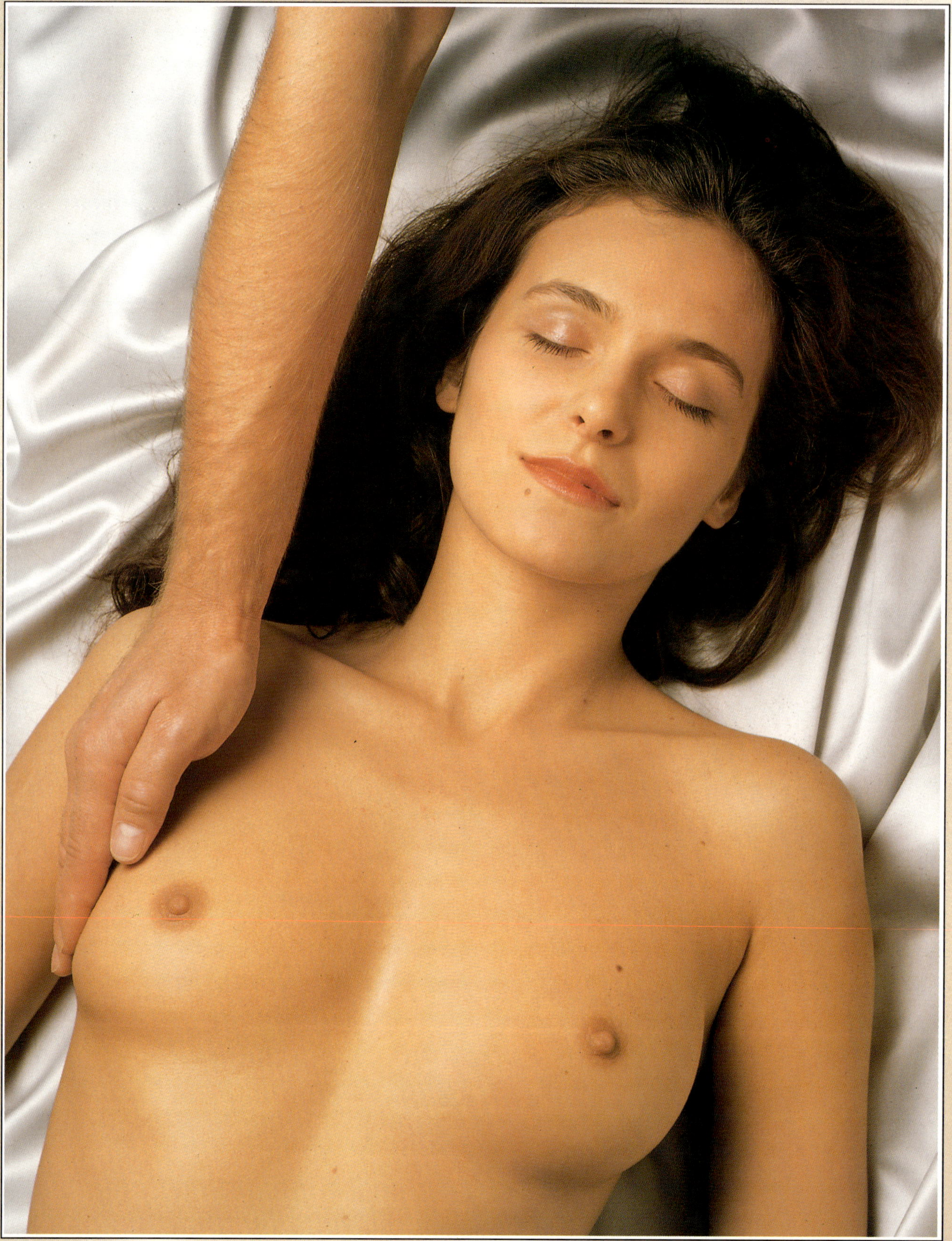

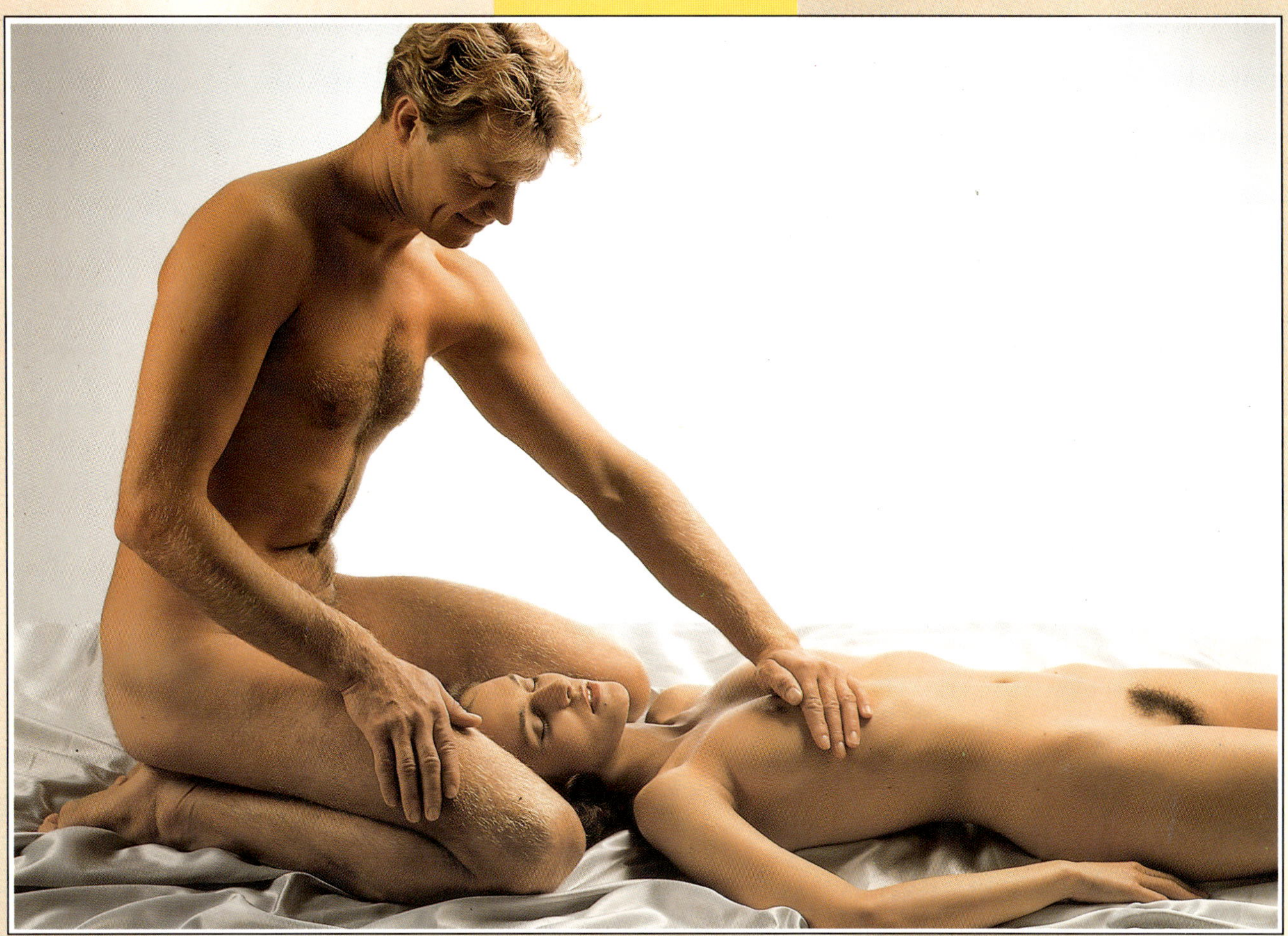

Die Hand gleitet dann wieder bis ganz zur Seite (Abbildung ◁). Hier übernimmt sozusagen nahtlos, also ohne abrupte, den Fluß der Bewegung störenden Wechsel die linke Hand das weitere Streichen. Sie ziehen mit einer sanft-streichenden Bewegung unter dem rechten Busen und beziehen dabei so viel von Wölbung und Rundung des Busens ein, wie Ihre Handfläche umfassen kann (Abbildung △).

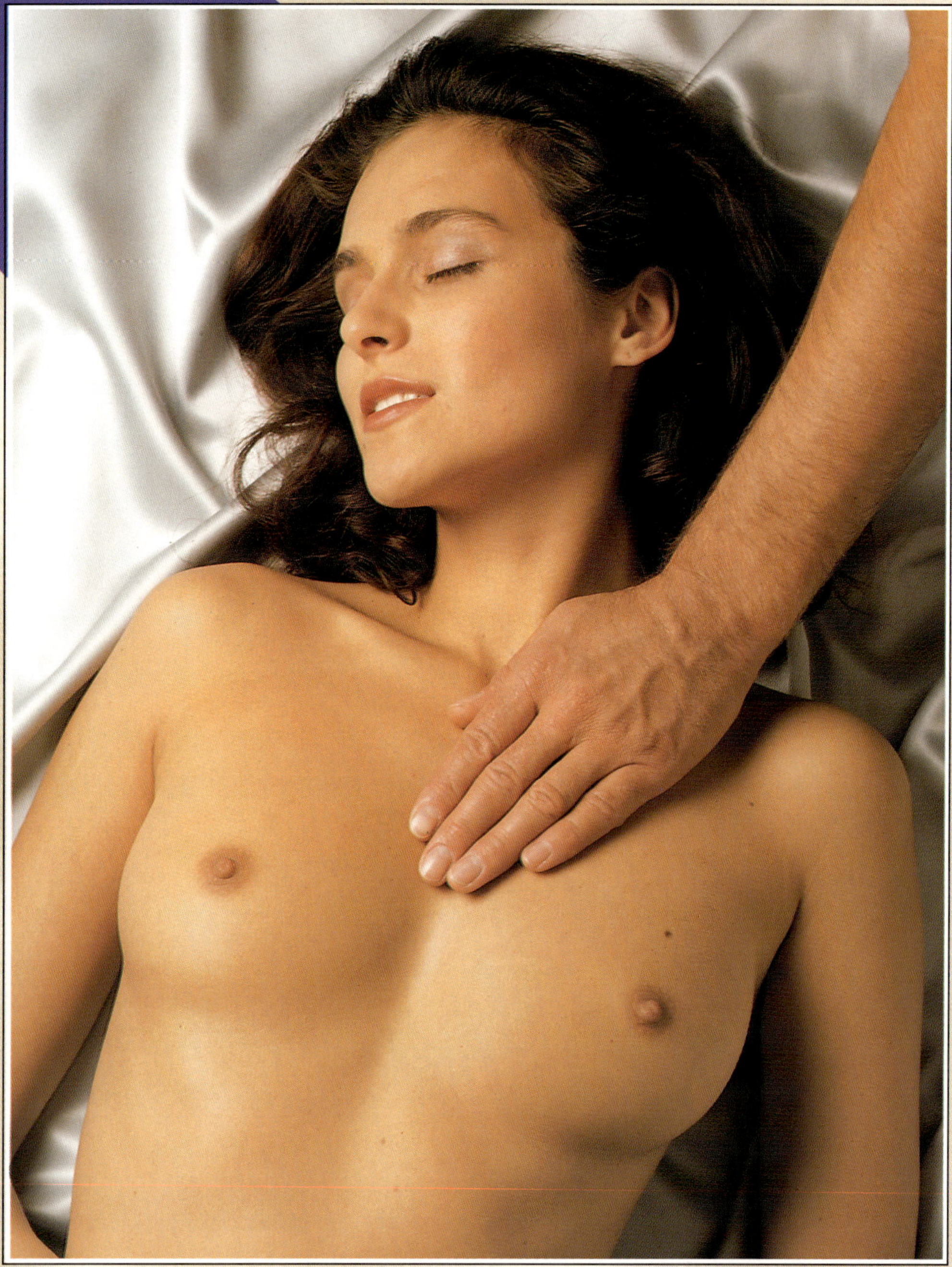

Dann gleiten Sie weiter zwischen den Brüsten hoch und streichen bis zum linken oberen Brustbereich (Abbildung △). Diese Bewegung führen Sie weiter bis zur Seite des linken Busens (Abbildung △).

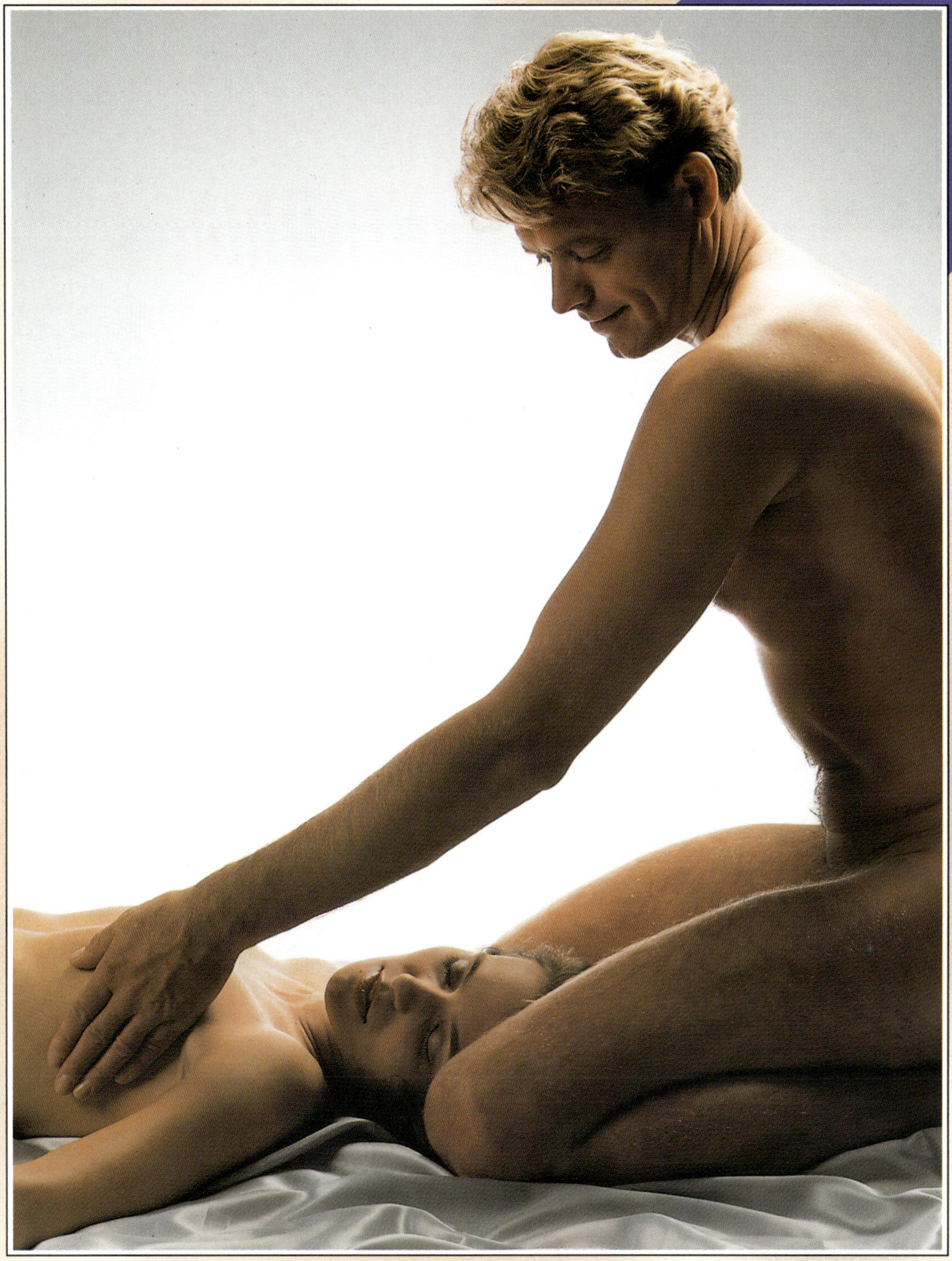

Hier übernimmt dann die rechte Hand wieder die Führung.
Dieses „8er Kreisen“ bringt eine optimale Durchblutung und Stimulierung des Hautgewebes, der Busen blüht regelrecht auf.

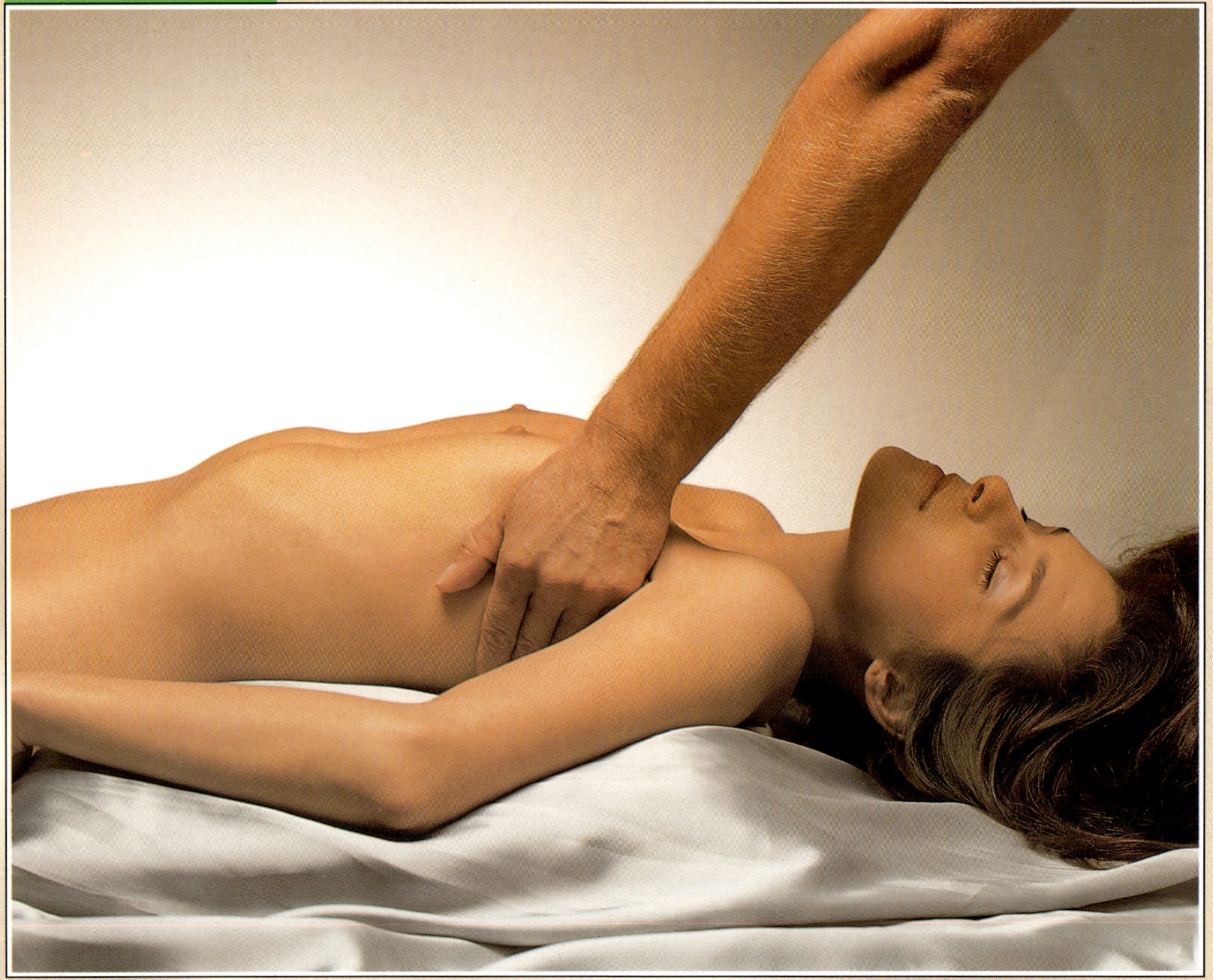

Dieses sowohl subjektiv empfundene wie auch optisch wahrnehmbare Aufblühen kann noch durch eine Übung verstärkt werden, die auch vom Mann als äußerst wohltuend empfunden wird: Sie streichen mit den Handflächen an beiden Seiten von der Achselhöhle bis zur Taille hinab (Abbildung ▷▷), dann umgreifen Sie die Körperseiten Ihres Partners (Abbildung ▽).

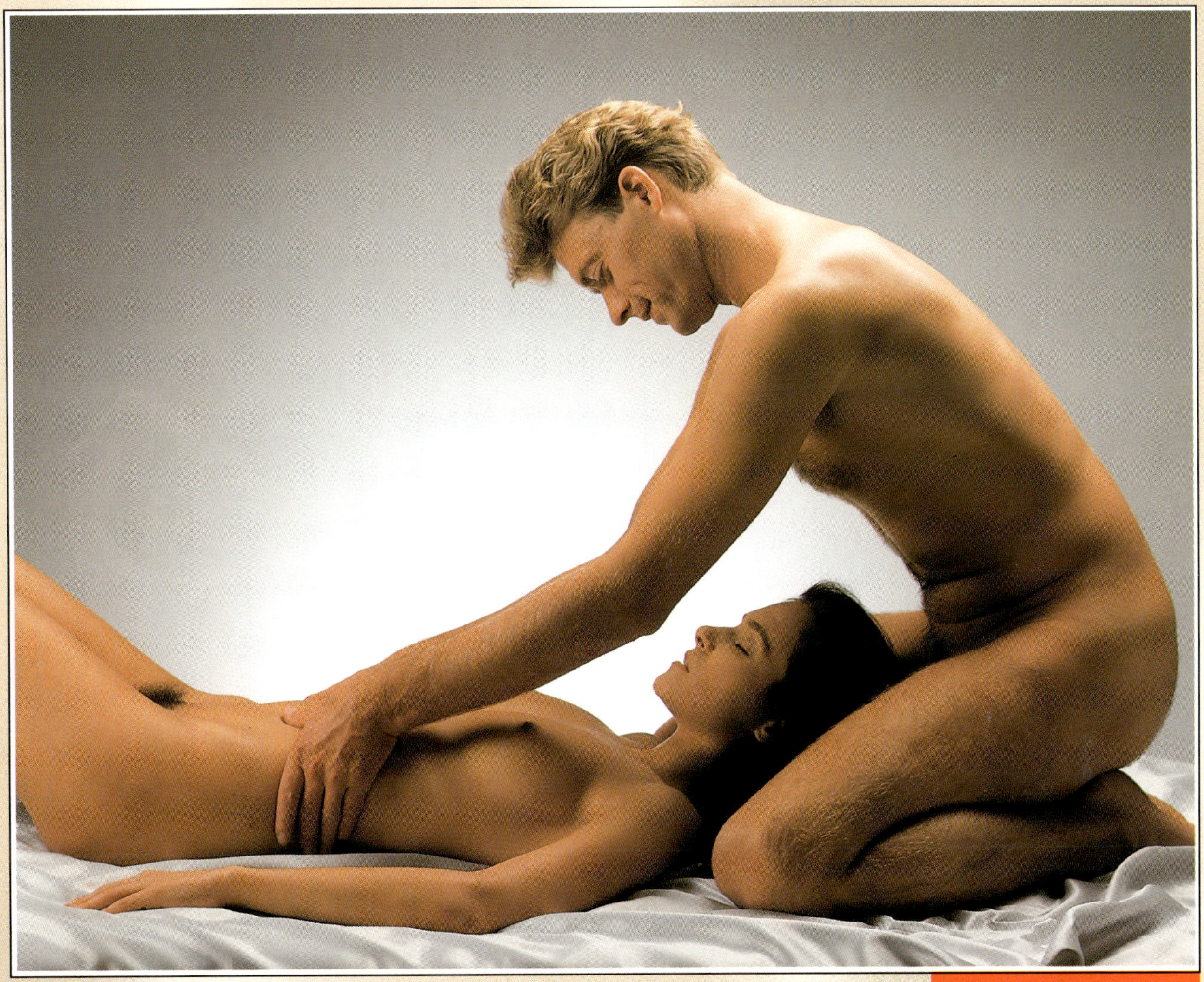

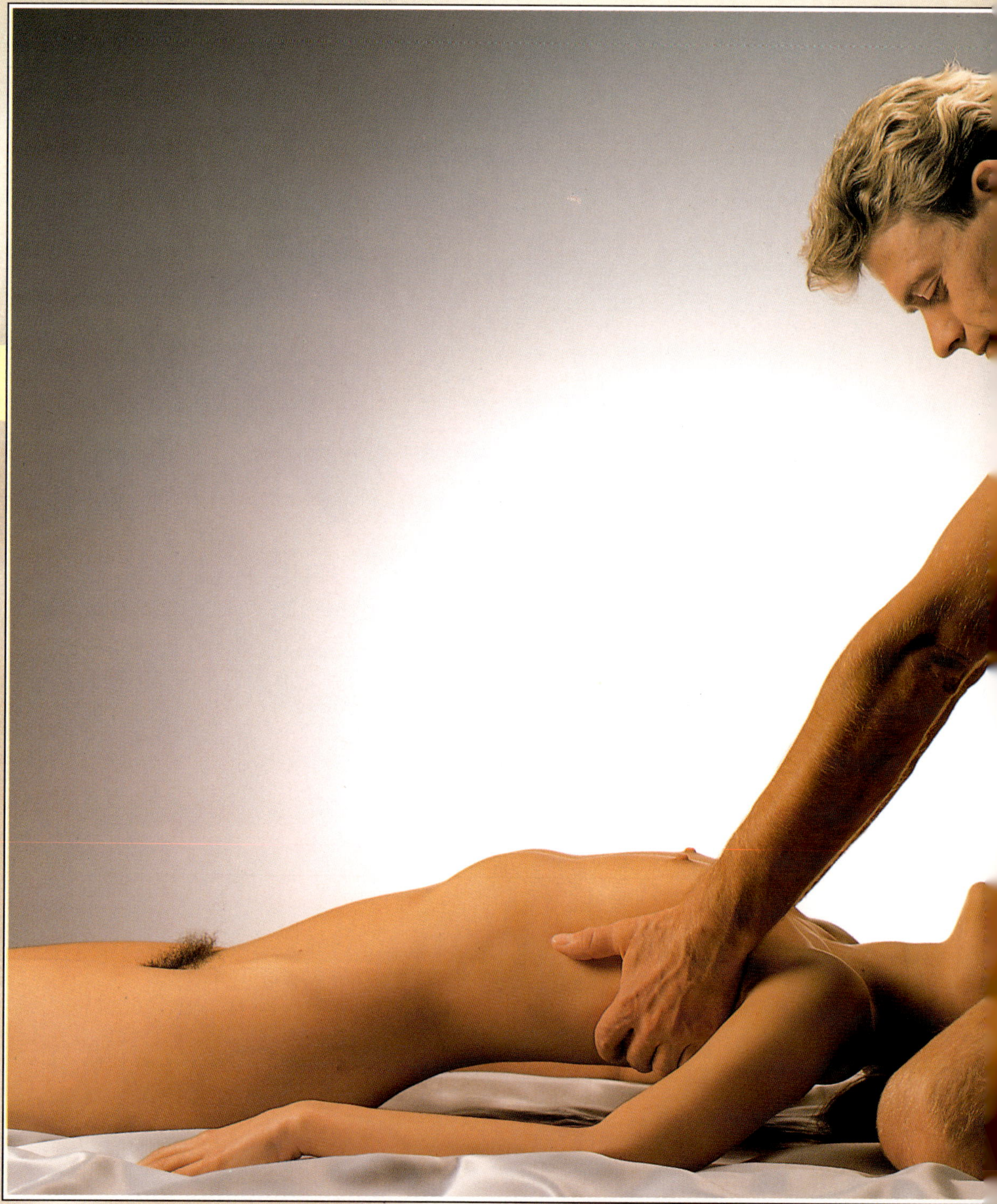

Beim Aufwärtsstreichen von der Taille bis hoch zur Achselhöhle heben Sie seinen Oberkörper leicht an und verharren – soweit es Ihre eigene Körperkraft und das Gewicht Ihres Partners zulassen – ein paar Sekunden in dieser Stellung.
Kaum ein Massagegriff bringt so viel Entspannung, ein nahezu unbeschreibliches Gefühl von Freiheit und Schwerelosigkeit. Wann immer Sie oder Ihr Partner – meist streßbedingt – Schwierigkeiten beim tiefen, entspannten Atmen haben, sollten Sie sich und ihm unbedingt diese „Stretching"- und „Lifting"-Übung gönnen.

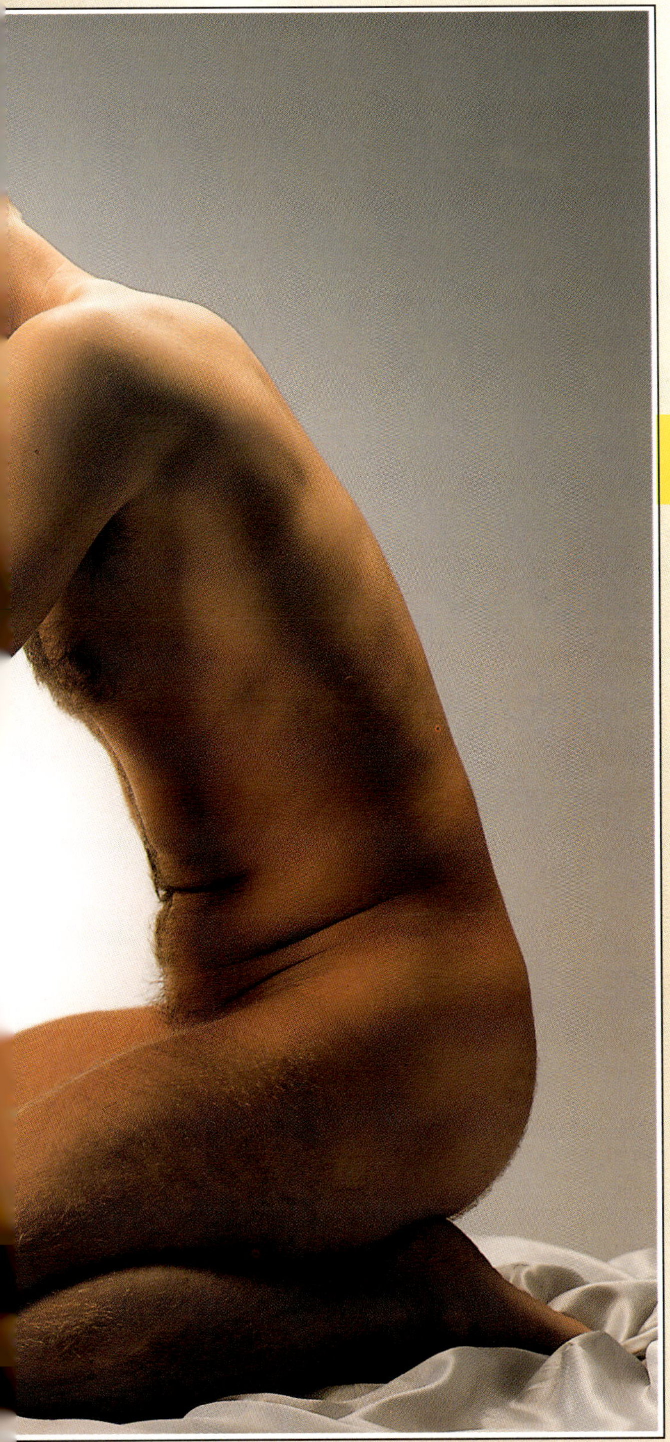

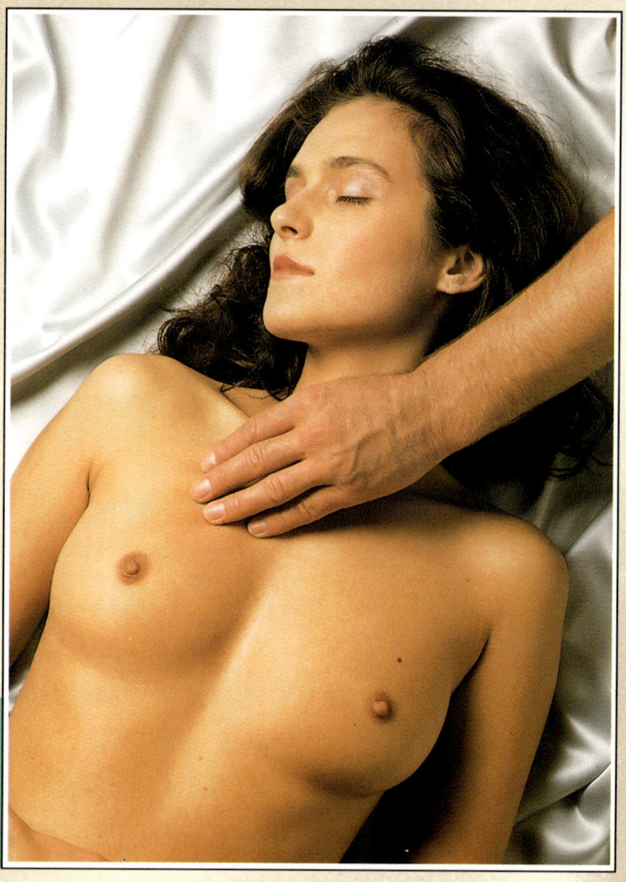

Zur Abrundung einer Brust- und Schultermassage darf das wellenförmige Ausstreichen von einer Schulter über Dekolleté und Brustansatz zur anderen Schulter nicht fehlen. Stellen Sie sich in Gedanken eine von Wellen gekräuselte Wasserfläche vor, und versuchen Sie, diese sich fortsetzende wellenförmige Bewegung nachzuahmen. Dazu spreizen Sie Ihre Finger leicht, legen sie ganz locker auf die Haut und stimulieren das Gewebe durch leichtes Vibrieren Ihrer Finger, durch ein sanftes Hin- und Herbewegen und Rotieren der Fingerkuppen (Abbildung △). Wenn Ihre Partnerin oder Ihr Partner bei diesen Bewegungen stöhnt oder lang und tief ausatmet, dann bestimmt nur aus genüßlichem Wohlbefinden heraus. Und vielleicht sogar Dankbarkeit. Wann war sie (er) zuletzt so entspannt und konnte so frei und ungehemmt durchatmen? Und dieses beglückende Gefühl auch offen zeigen?

Schließen Sie diesen Teil der Partnermassage immer mit dem „Umhüllen" der Schultern ab. Machen Sie Ihre Hände ganz weich und rund und legen Sie sie beschützend um die Schultern des Partners/der Partnerin (Abbildung ▷).

Verharren Sie einen Moment, lassen Sie Ihre Energie in ihn (sie) einströmen, und schauen Sie sich dabei zärtlich an. Die Botschaft erreicht Ihr Gegenüber bestimmt . . .

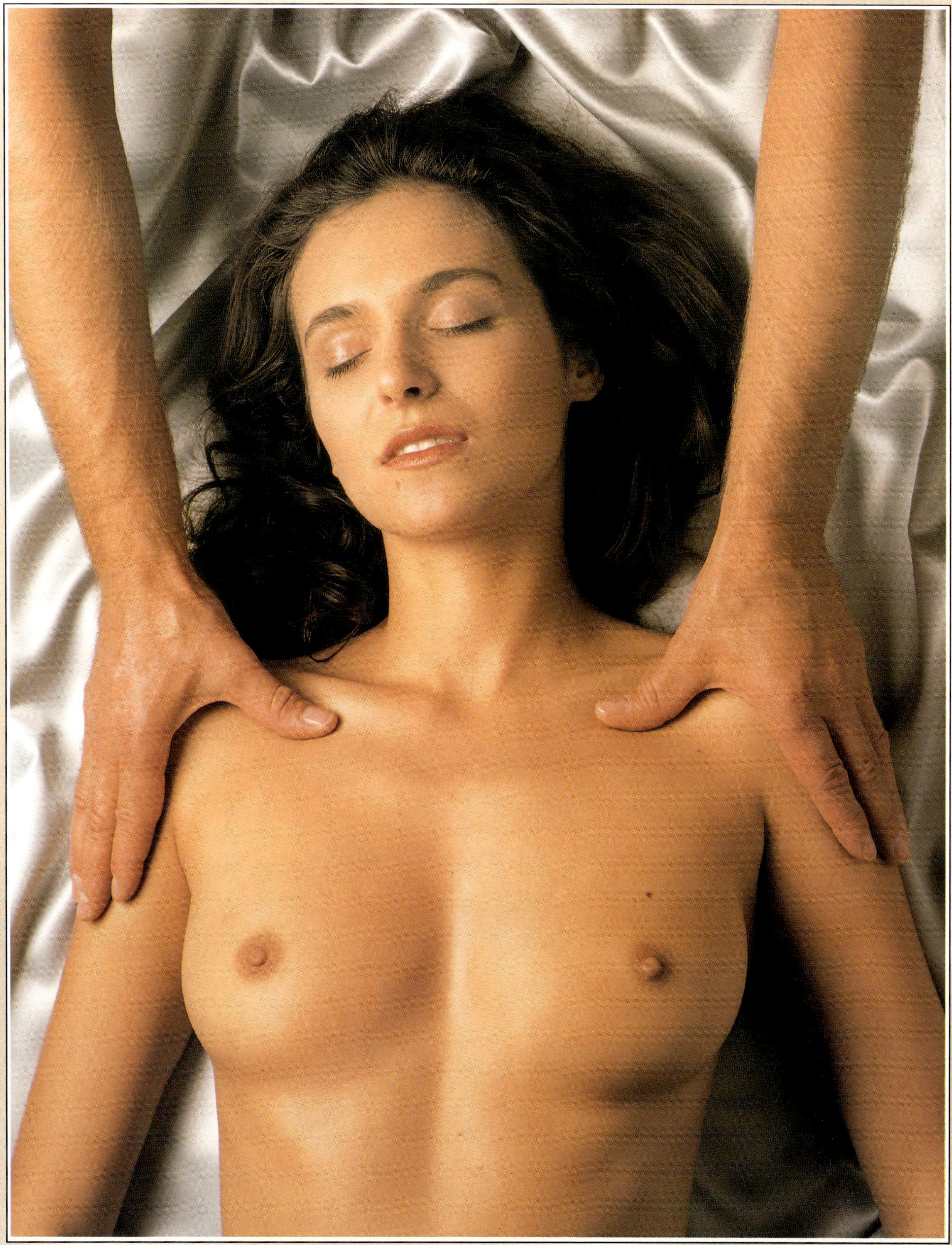

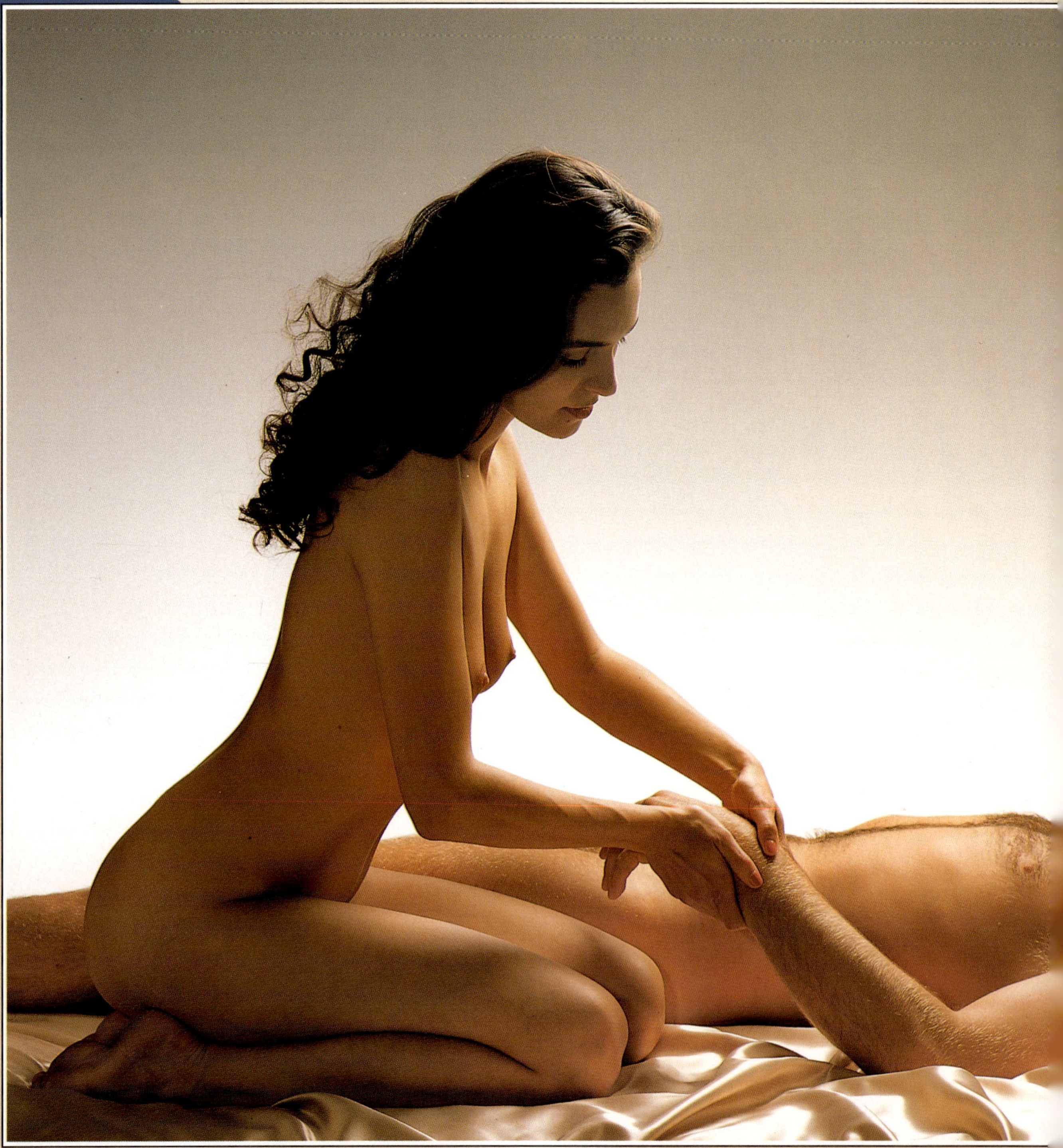

Arme, die festhalten können – Arme, die loslassen können

Unser Körper erzählt die Geschichte unseres Lebens. Unserer positiven und negativen Erfahrungen, unserer Hoffnungen, aber auch unserer Ängste und unerfüllten Träume. Wenn wir uns bewegen, verrät der Körper und seine Sprache oft mehr als tausend Worte. Wie uns zumute ist, wogegen wir uns wehren, wovor wir uns schützen wollen.
So unglaublich es für Sie klingen mag: Neben der Haltung Ihrer Schultern und Ihres Beckens, das heißt der Art, wie Sie stehen oder sich bewegen, verraten Ihre Arme ungemein viel über Ihren Gemütszustand und über die Art, wie Sie dem Leben und Ihren Mitmenschen gegenüberstehen. Abwehrend, ängstlich – „Kommt mir nur nicht zu nahe!" – oder voller Vertrauen, mit offenen Armen. Bereit, die Welt an sich herankommen zu lassen, neugierig aufs Leben und Erleben: „Was ist das Leben schön!"
Unterschätzen Sie also bitte nicht die Empfindungen, die während der Armmassage bei Ihrem Partner aufkommen. Ihn vielleicht sogar „aufwühlen". Gefühle, die vor allem für den Mann – der oft ja noch immer glaubt, er müsse ständig stark sein und dürfe sich keine Schwächen erlauben, geschweige denn zeigen – ungewohnt sein können. Und damit verwirrend.
Die Arme sind nicht nur einfach „Anhängsel" des Körpers, die zwar nützlich sind, denen man aber keine besondere Aufmerksamkeit zu schenken braucht. Im Gegenteil . . .
Ihr Partner liegt auf dem Rücken. Sie knien seitlich neben ihm, etwa in Höhe der Brust oder der Taille.
Bei stark behaarten Armen sollten Sie reichlich Öl oder Massagecreme verwenden, um die Gleitfähigkeit zu erleichtern und nicht unnötig an den empfindsamen Haarwurzeln zu zerren.
Umgreifen Sie mit der linken Hand das Handgelenk des linken oder des rechten Armes Ihres Partners, und heben Sie den Arm leicht an. Und zwar gerade nur so viel, wie Sie für die Massagebewegung brauchen. Weder darf Ihr Partner sich dabei verkrampfen, weil er glaubt, er müsse den Arm selbst hochhalten, noch sollte es für Sie anstrengend sein, seinen Arm zu halten.

Beginnen Sie die Armmassage mit langen, betont ruhig ausgeführten Streichbewegungen. Sie beginnen am Handgelenk und umhüllen – soweit es die Größe Ihrer Handfläche und die Länge Ihrer Finger zulassen – den Arm Ihres Partners und streichen sanft vom Handgelenk bis hoch zu den Schultern. Je näher Sie dem Oberarm kommen, desto mehr wird sich Ihre Hand öffnen. Versuchen Sie dann, mit der vollen Handfläche so viele Berührungspunkte wie möglich mit dem Arm Ihres Partners zu finden. Auch hier werden wieder alle Massagegriffe nach oben hin kräftiger und zurück nach unten zur Ausgangsposition hin zarter durchgeführt. Die Erklärung für diese Reihenfolge ist aus medizinischer Sicht einfach: Das Ziel jeder Massage – ganz gleich, welche Technik Sie anwenden – ist immer eine verbesserte Durchblutung und damit eine erhöhte Aufnahme von lebenswichtigem Sauerstoff. Dadurch werden Gift- und Schlackstoffe, die sich im Laufe eines Tages voller Streß und Hektik im Körper angesammelt haben und zu schmerzhaften Verspannungen führen können, schneller weggeschwemmt und abgebaut. Die verbesserte Durchblutung bewirkt, daß das Blut schneller zum Herzen transportiert wird. Das heißt, durch äußerlich angewendete Streich-, Druck- oder Pumpbewegungen wird das Herz bei seiner Aufgabe, 24 Stunden unentwegt das Blut durch den Körper zu schleusen, sinnvoll unterstützt und entlastet. Da die Venen, die das Blut zum Herzen zurückführen, relativ dicht unter der Hautoberfläche liegen, erleichtert die Massage zum Herzen hin ihre Arbeit.

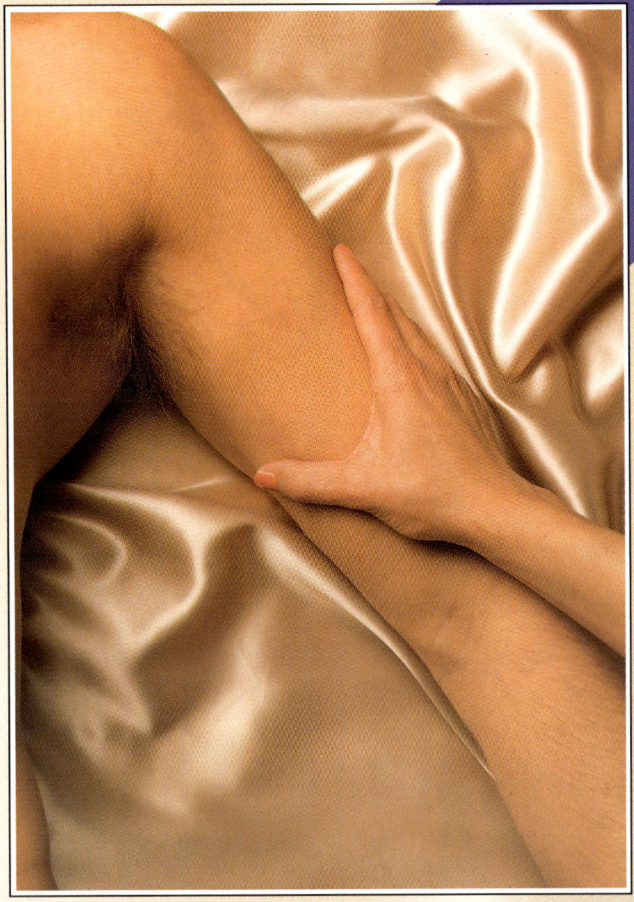

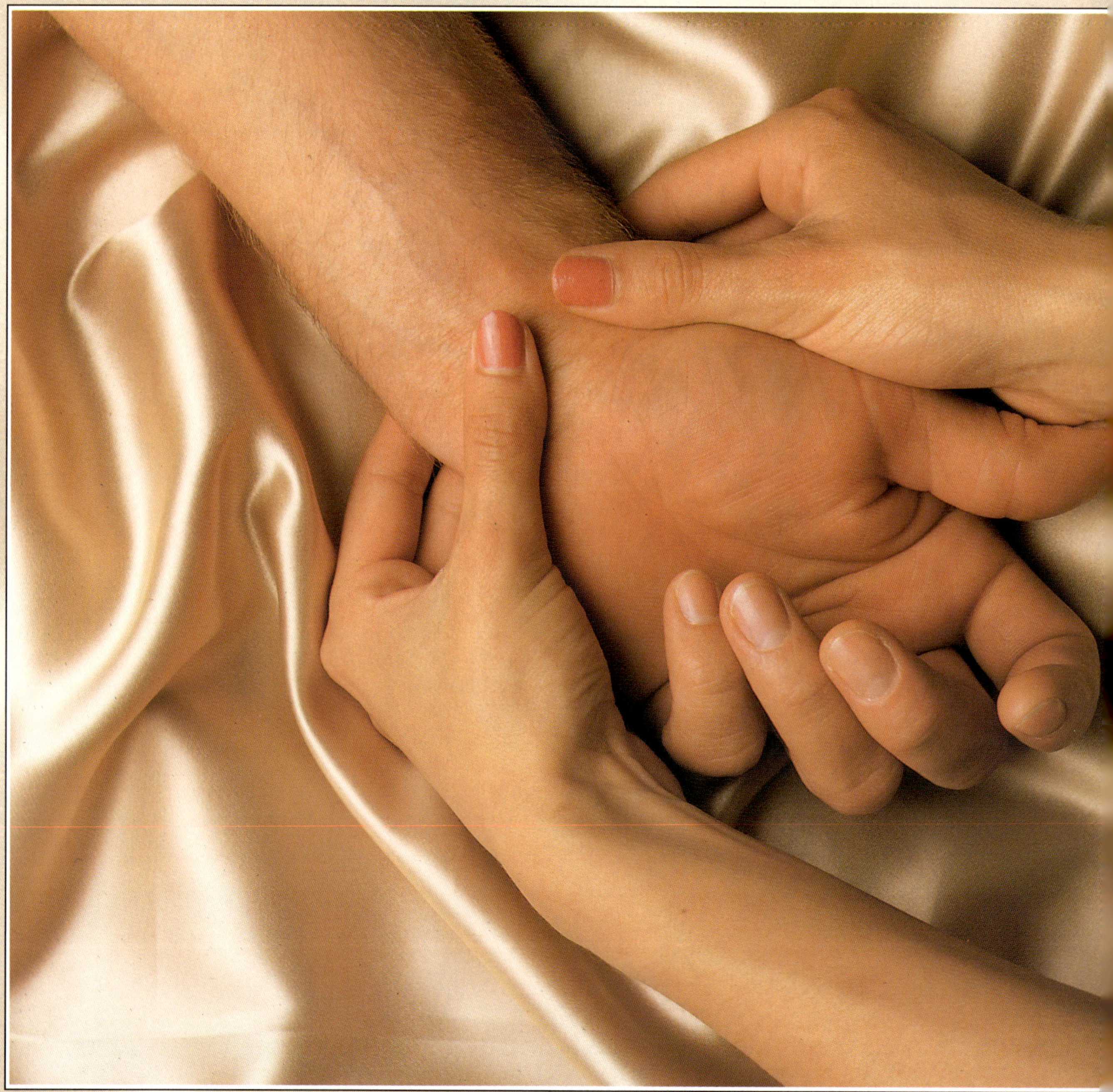

Nach mehreren dieser kräftigeren Aufwärts- und zarten Abwärtsstreichungen verschafft die Massage der Innenseite des Handgelenks Ihrer Partnerin oder Ihrem Partner besonderes Wohlbehagen. Drehen Sie seinen Unterarm nach außen, und massieren Sie die an dieser Stelle besonders sensiblen und für Streicheleinheiten ansprechbaren Partien mit Ihren Daumenkuppen (Abbildung ◁). Kleine, kreisförmige Massagebewegungen an dieser Stelle führen geradewegs zu Wonneschauern bei Ihrem Partner.
Wechseln Sie die kreisenden Bewegungen ab mit Streichbewegungen in Richtung Armbeuge (Abbildung ▷) und zu den Außenseiten der Handgelenke hin (Abbildung ▽). Bearbeiten Sie so Stück für Stück den ganzen Arm. Die Mühe lohnt sich, Sie werden es sehen oder hören: „Ah, tut das gut . . .“

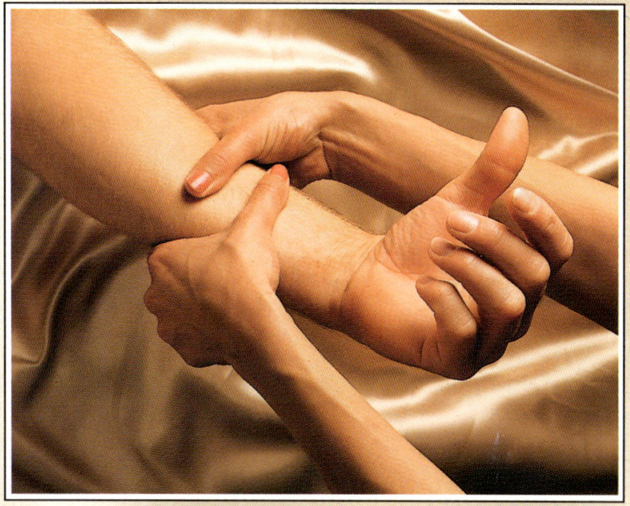

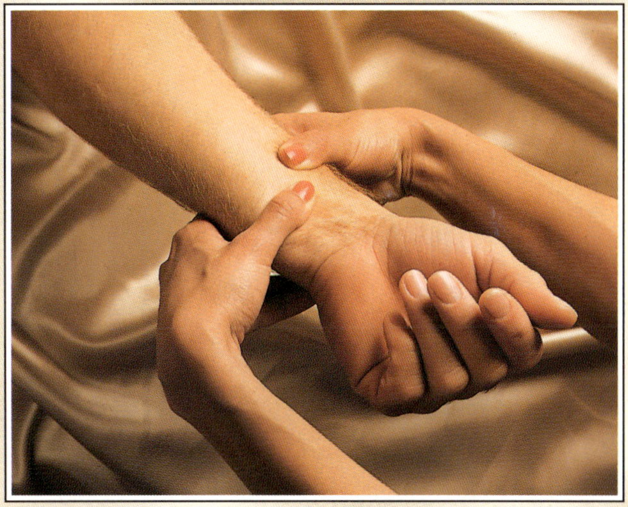

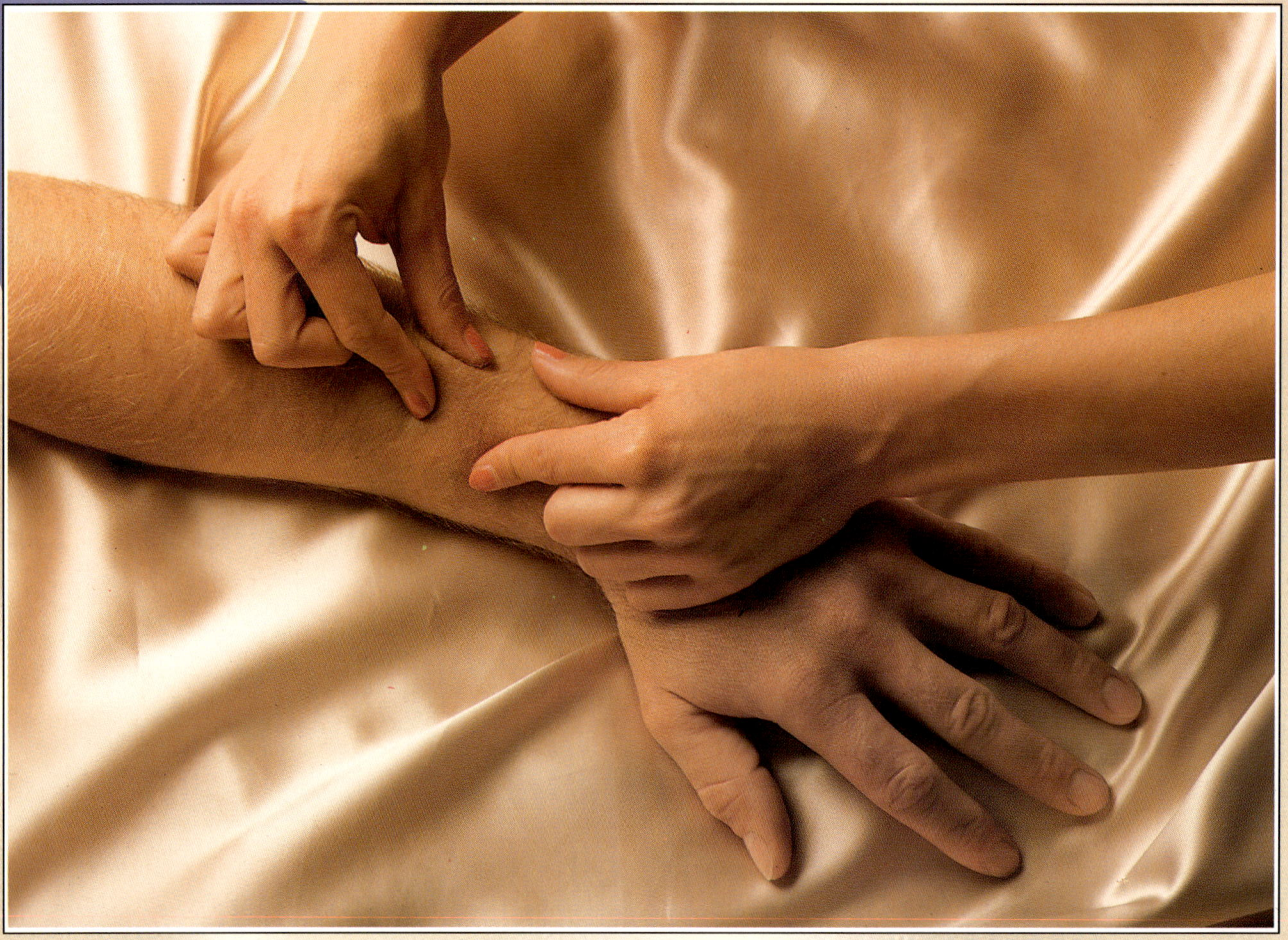

Nach der „sanften Tour" dürfen, ja sollen Sie Ihrem Partner jetzt etwas kräftiger kommen – mit dem sogenannten Armkneten. Dieses Durchkneten der Arme mit ihren langen Armmuskeln wird von Frauen und Männern gleichermaßen geschätzt, denn der kosmetische Effekt ist enorm: Muskeltonus und Bindegewebe werden stimuliert und gestrafft, so daß sich die Arme nicht nur am Strand oder im Fitneß-Center anschauen – und anfühlen – lassen können . . .

Kneten Sie zwischen Daumen- und Zeigefinger systematisch jeweils nur ein kleines Stück des Arms durch (Abbildung △) – vom Handgelenk bis zur Schulter.

Dies gilt für die Innenseite der Arme genauso wie für die Außenseite. Wenn Sie mit beiden Händen gleichzeitig arbeiten wollen, kann Ihr Partner seinen Arm auf die Massageunterlage legen und anschließend entsprechend drehen.

Oder Sie winkeln seinen Arm am Ellenbogen ab und stützen ihn (Abbildung ▽). Finden Sie heraus, was Ihrem Partner und Ihnen am meisten Spaß macht, in welcher Position Sie beide das ausgeprägteste Wohlbehagen erleben.

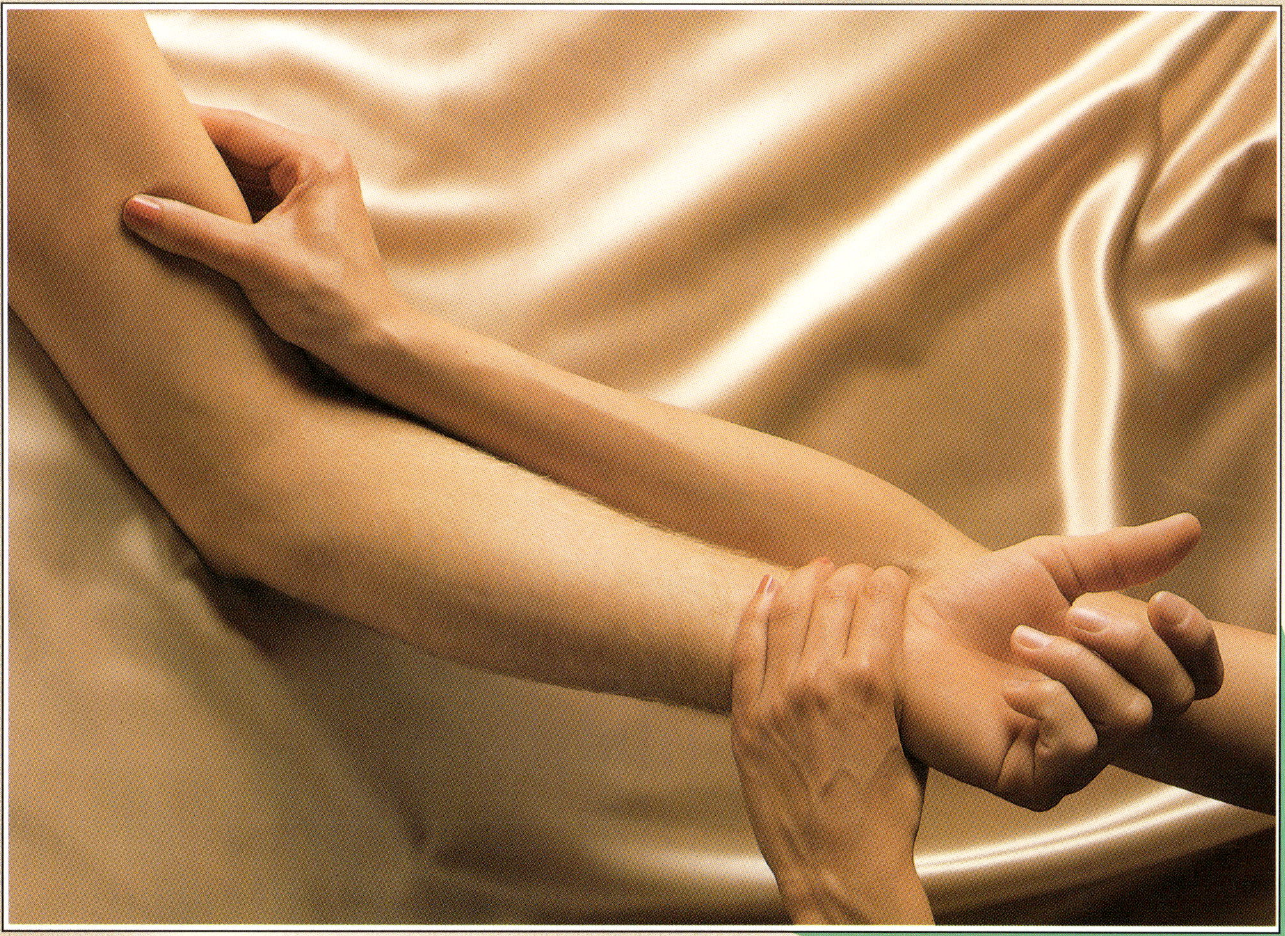

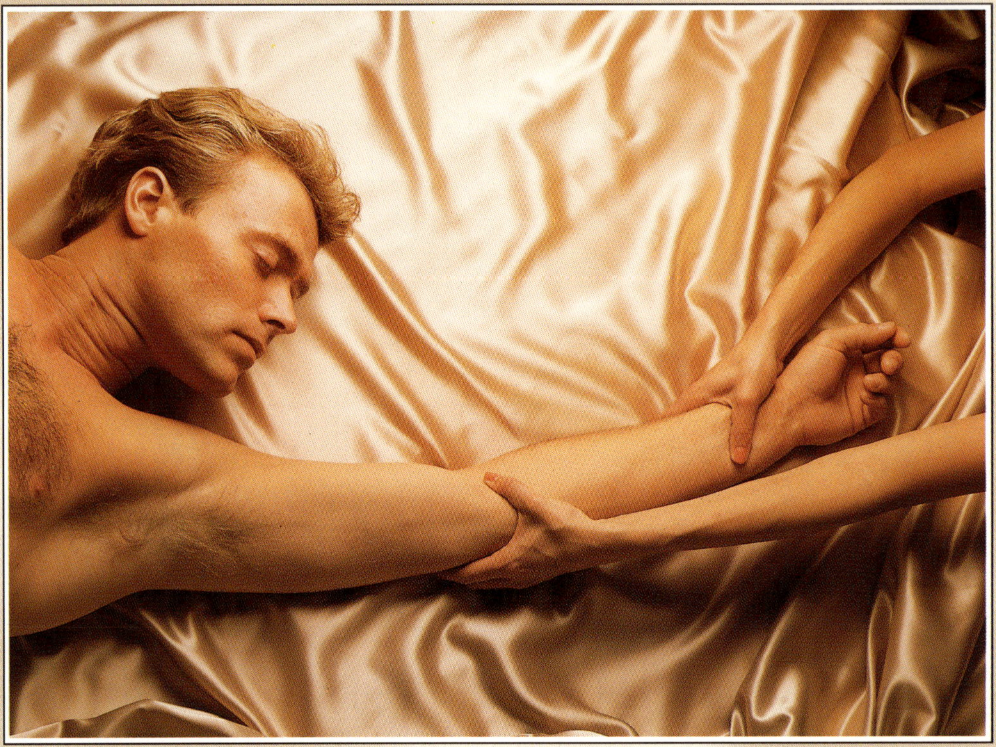

Dies gilt auch für das Ausschütteln und Dehnen der Arme. Nehmen Sie den Arm Ihres Partners, und drehen Sie ihn nach oben, bis er – gerade durchgestreckt – hinter seinem Kopf liegt. Wenn Sie bisher neben Ihrem Partner gekniet haben, knien Sie jetzt ein Stück hinter seinem Kopf, so daß Sie seinen ausgestreckten Arm am Handgelenk umfassen und „stretchen" können. Wenn es Ihrem Partner besser gefällt, können Sie auch den Unterarm etwas abstützen (Abbildung Δ).

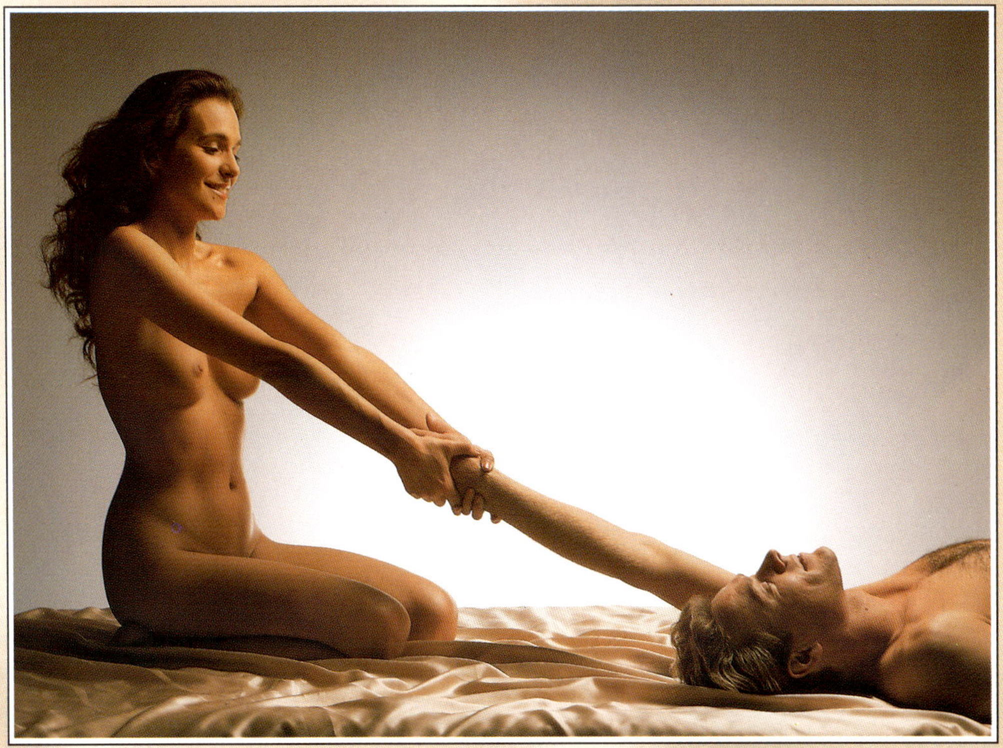

Fangen Sie dann mit einem sanften Ziehen an, das Sie langsam steigern können, wenn Sie merken, daß dieser Griff Ihrem Partner guttut (Abbildung △).
Zusätzlich zu diesem Dehnen der Arme können Sie dabei vorsichtig kreisende Bewegungen in der Luft vollführen und zwischendurch den Arm ein bißchen ausschütteln. Tasten Sie sich behutsam an diese Übung heran, um jede Zerrung von Bändern oder Sehnen zu vermeiden.

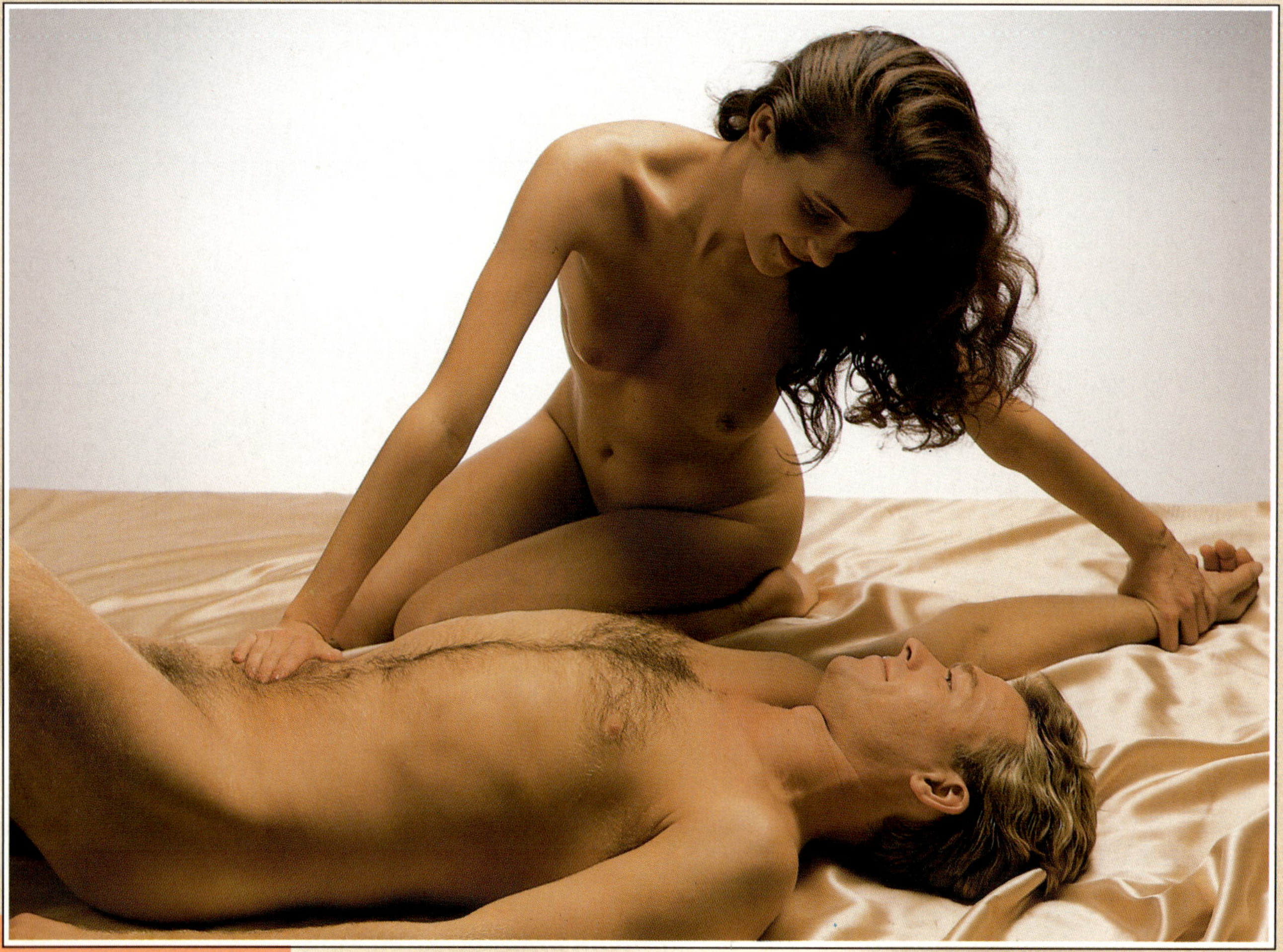

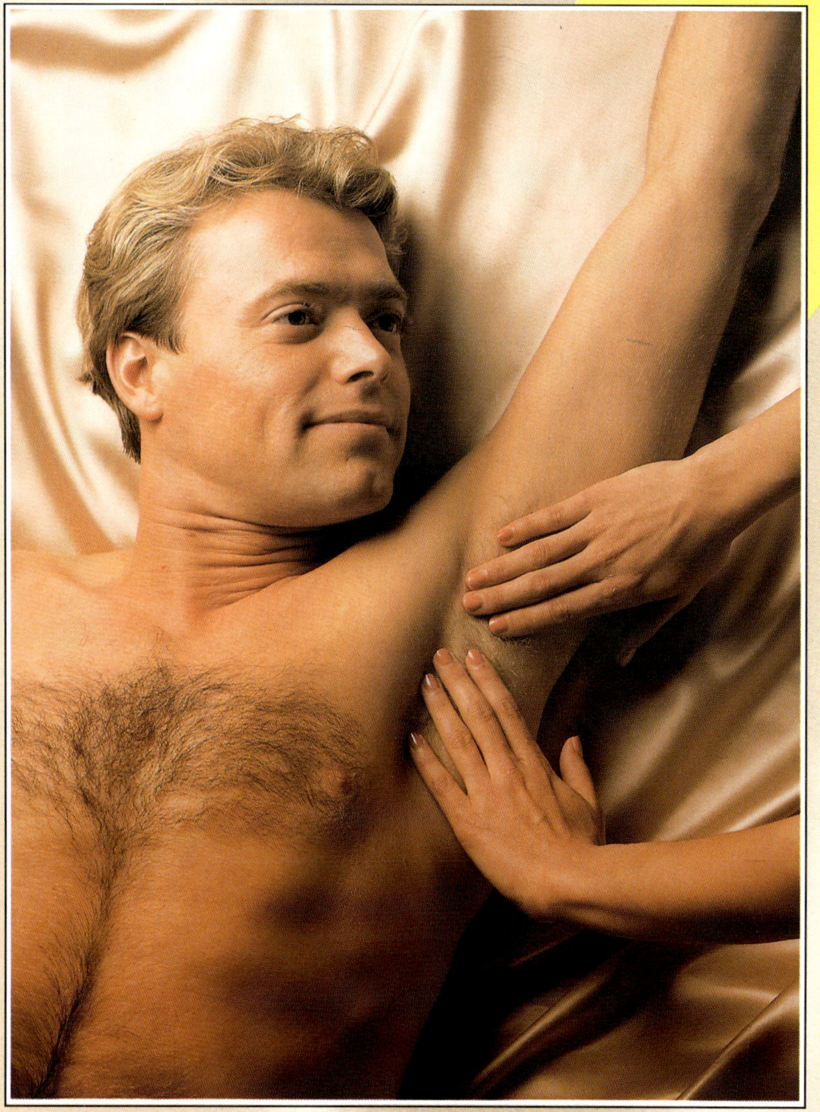

Wenn Sie sich stark genug fühlen, können Sie ihm mit der anderen Hand, die Sie auf die Hüfte Ihres Partners stemmen, zusätzlich das Gefühl von Ent-spannung geben, indem Sie den noch immer ausgestreckten Arm und die Hüfte kräftig auseinanderziehen (Abbildung ◁). Diese Übung wird besonders von Männern geschätzt, die normalerweise im Taillen- und Hüftbereich nicht so gelenkig und geschmeidig sind wie Frauen. Aber, wie gesagt, hierfür brauchen Sie selbst schon ein bißchen Muskelkraft. Sie knien dabei am besten seitlich in Brusthöhe, so erreichen Sie mit Ihren Armen die größte Spannbreite und Intensität des Dehnens.

Wenn Ihr Partner nicht kitzlig ist, tut eine zarte Druckmassage der Achselhöhlen besonders gut (Abbildung △). Das beschleunigt nicht nur die Fließgeschwindigkeit des Blutes, auch der Lymphfluß in den hier zahlreich verlaufenden Lymphbahnen wird angeregt. Gehen Sie auch hier großzügig mit dem Öl um, wenn die Achselhöhlen stark behaart sind.

Um die Durchblutung der Innenarme noch zu intensivieren, legen Sie – solange der Arm Ihres Partners noch durchgestreckt nach oben liegt und Sie hinter ihm sitzen – die Handkanten Ihrer beiden Hände auf und „rubbeln“ damit in gegenläufiger Richtung den ganzen Arm ab, das heißt, wenn Sie die linke Handkante nach oben ziehen, ziehen Sie gleichzeitig die rechte Handkante nach unten, auf sich zu. Ein wohliges Prickeln und „Heißwerden“ – von in Partnermassage erfahrenen Menschen wird diese Art der Massage deshalb als „Feuermassage“ bezeichnet – stellt sich ein. Zum Abschluß und vielleicht zur Beruhigung – je nachdem, wie intensiv Ihr Partner Ihre Wohltaten auf sich einwirken läßt – streichen Sie den Arm mit großzügig langen Bewegungen aus und legen ihn dann sanft wieder neben den Körper Ihres Partners. Jetzt kann es mit dem anderen Arm losgehen . . .

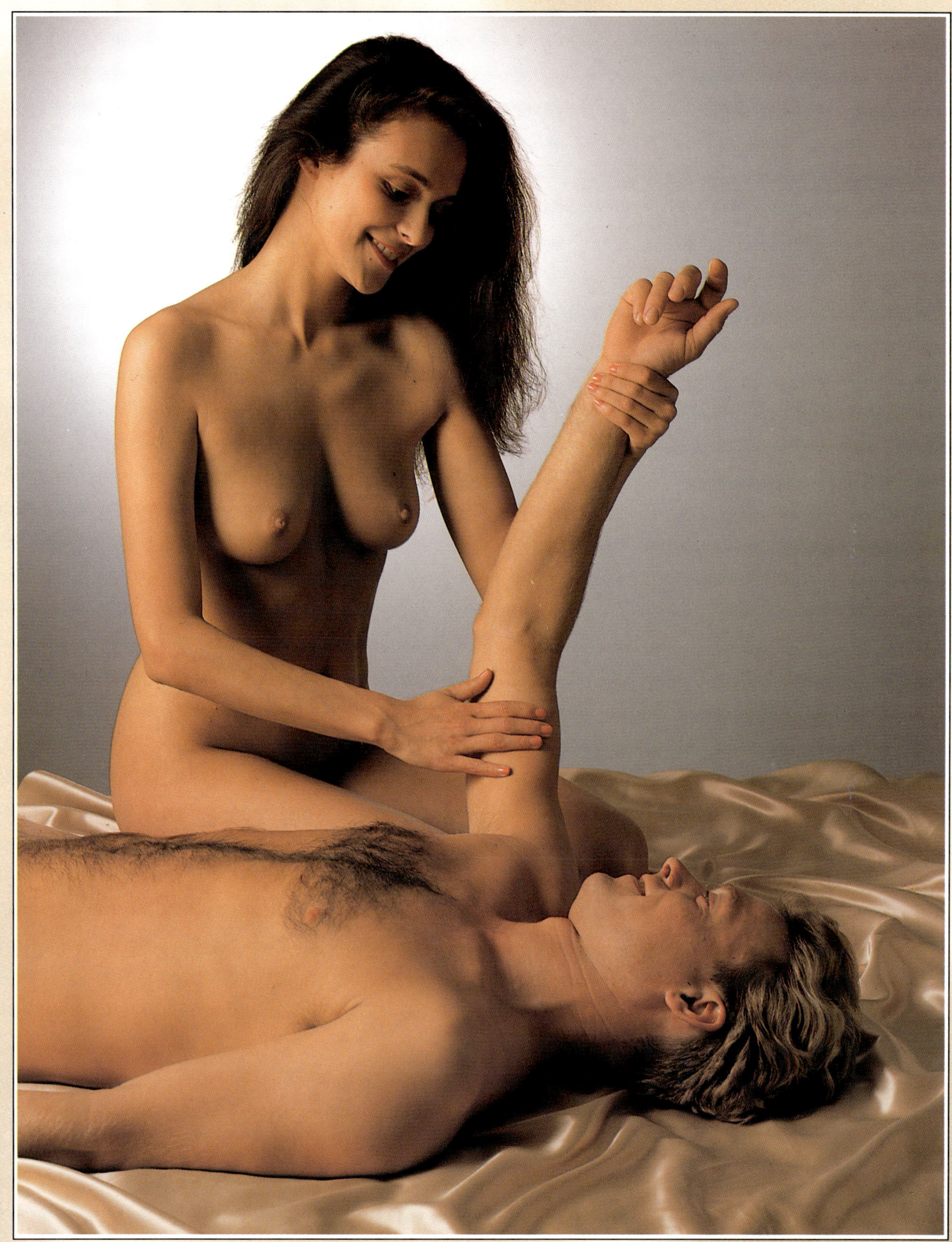

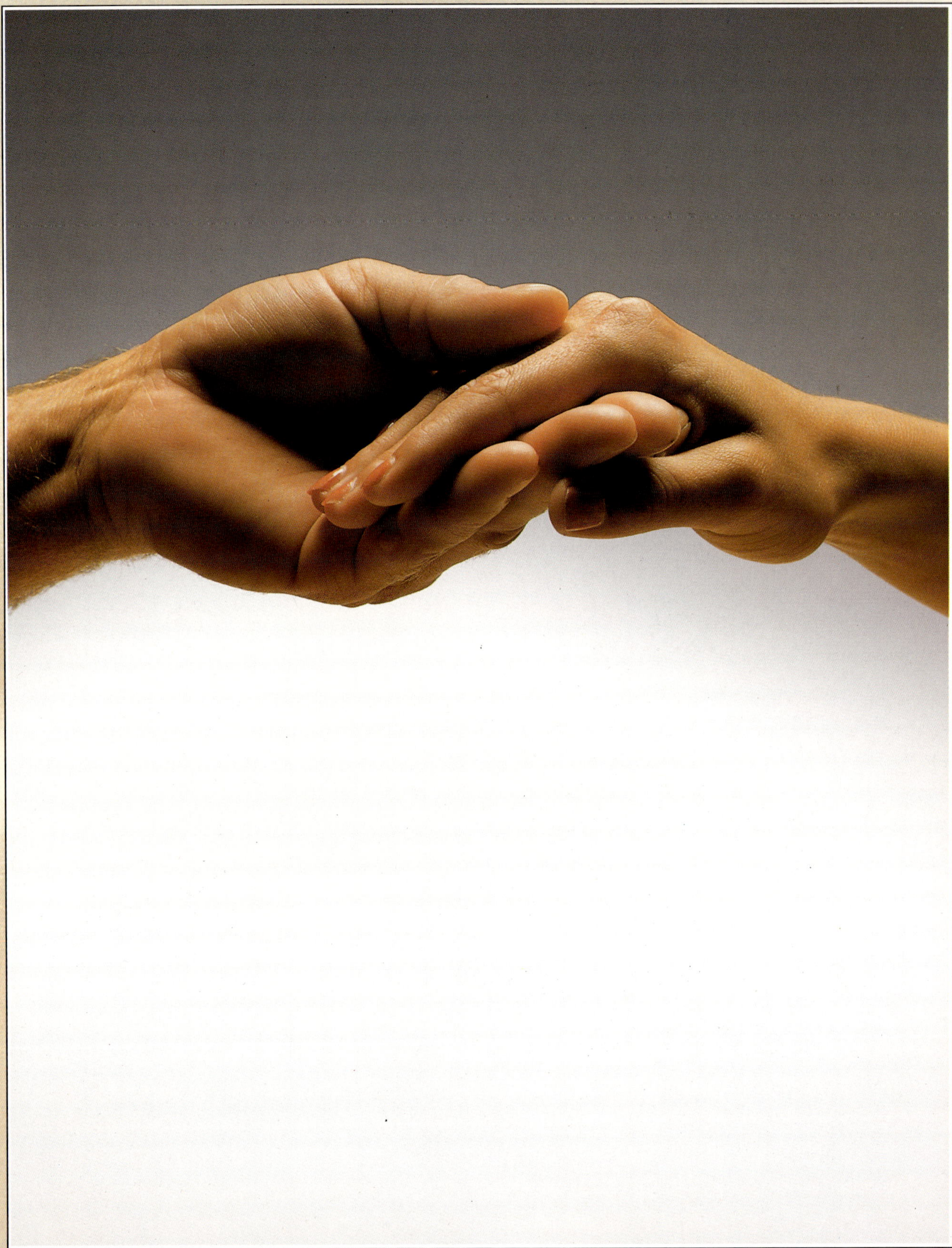

Hände – zum Anfassen schön

Hände können zärtlich streicheln und liebkosen, sie können helfen und heilen, aber auch hart zupacken, grausam sein und töten. Mit den Werkzeugen aller Werkzeuge – so bezeichnet von dem griechischen Philosophen Aristoteles – sind uns alle Möglichkeiten gegeben, uns selbst zu verwirklichen, unsere Wünsche und Träume in die Tat umzusetzen. Kaum ein zwischenmenschliches Ritual, bei dem wir nicht unsere Hände einsetzen und gebrauchen: zur Begrüßung, zum Händchenhalten, zum Erforschen eines Körpers und seiner Konturen, zum Signalisieren von Freude und Sympathie dem anderen gegenüber, zum Übermitteln von Botschaften.
Überhaupt: die Sprache unserer Hände . . . Mit ihrer Gestik verraten wir oft mehr als uns lieb ist – ob wir uns gerade einsam fühlen, ob wir den anderen auf Distanz halten wollen oder seine Nähe suchen. Wie stark unser Selbstwertgefühl ist, wie offen und neugierig wir uns der Welt und ihrem „Angebot Abenteuer" gegenüber geben.
Gesteuert werden die Hände von der Kommandozentrale Gehirn, dessen für die Hände und Fingerspitzen zuständiger Anteil relativ am größten ist. Tausende von Tastkörperchen, zahlreiche Knochen, gelenkige Verbindungen und Muskeln verhelfen den Händen zu ihrer Sensitivität und Fingerfertigkeit und machen aus ihnen ein Multitalent. Auch und gerade bei der Partnermassage . . .
So gilt für die Hände in weitaus größerem Maße, was schon für die Arme galt: Sie sind nicht irgendein „Anhängsel", mit dem man achtlos oder gar lieblos umgehen sollte. Sie sind als „Empfänger" selbst für die sensibelsten Botschaften überaus empfänglich und allzeit bereit.

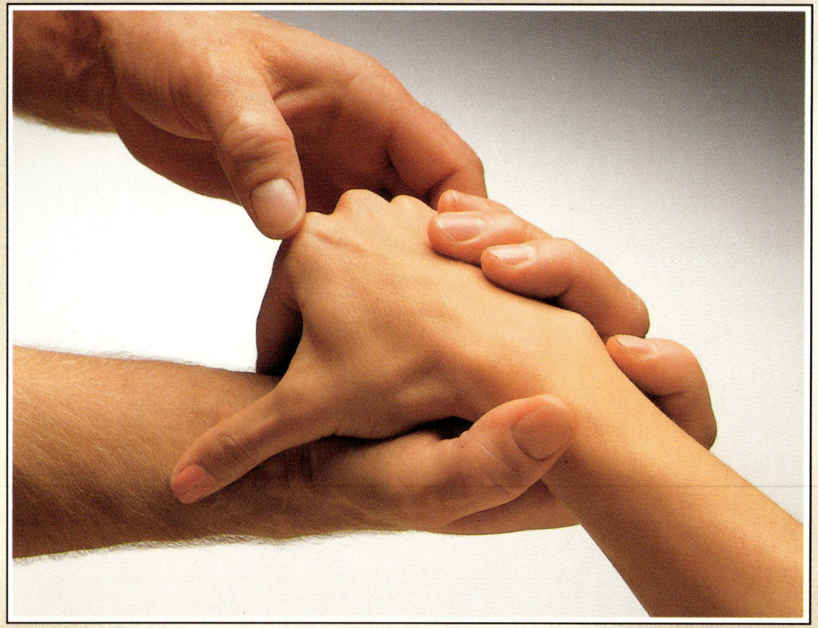

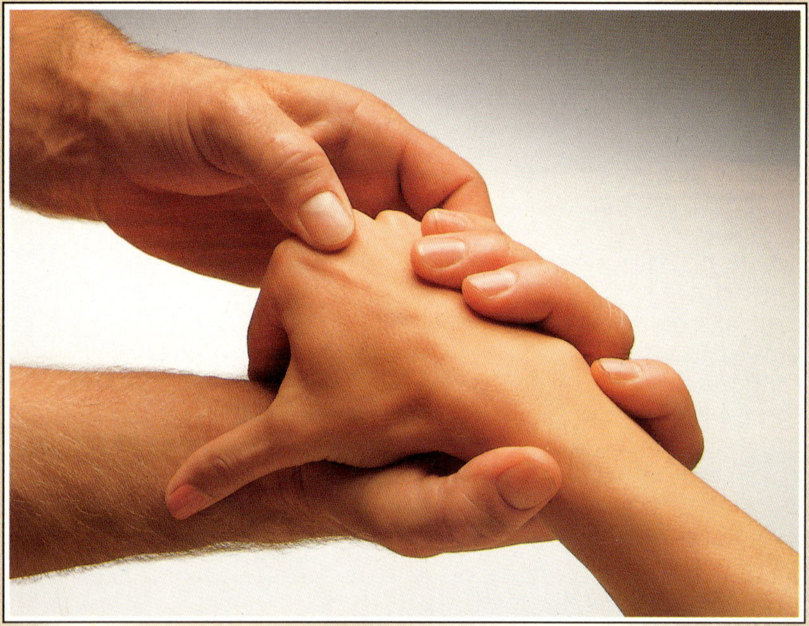

Obwohl die Haut der Hände meist trocken bis sehr trokken ist, brauchen Sie nur wenig Massagecreme oder Öl. Die Muskulatur der Hände, die – solange wir in wachem Zustand sind – eigentlich ununterbrochen in Bewegung ist, ist sehr geschmeidig. Sie knien oder stehen neben ihrem Partner, seine Arme und damit auch die Hände liegen ganz lokker neben seinem Körper. Nehmen Sie eine seiner Hände – die Reihenfolge ist beliebig und liegt ganz bei Ihnen –, und beginnen Sie mit der Massage des Handrückens. Halten Sie mit Ihrer linken oder rechten Hand die Hand Ihres Partners mit der Innenseite nach unten und fahren Sie mit der rechten Hand ganz zart entlang der Sehnen, die auf dem Handrücken verlaufen, und massieren Sie sie so (Abbildung ▷▷).

Stellen Sie sich die Sehnen als Berge und die dazwischen liegenden tiefer gelegenen Stellen als Täler vor. Durchfahren Sie mit den Daumenspitzen ein „Tal“ nach dem anderen (Abbildung ▷). Je zarter die Berührung durchgeführt wird, desto größer ist die positive Reaktion des „Nehmenden“. Sollte er zum ersten Mal in den Genuß einer Partnermassage kommen, wird er es vielleicht gar nicht fassen können, welche Wonneschauer diese „harmlose“ Streichbewegung über seinen Rücken jagt.

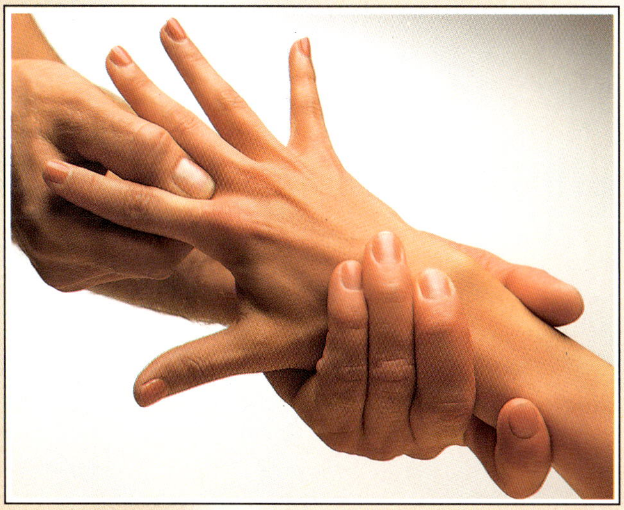

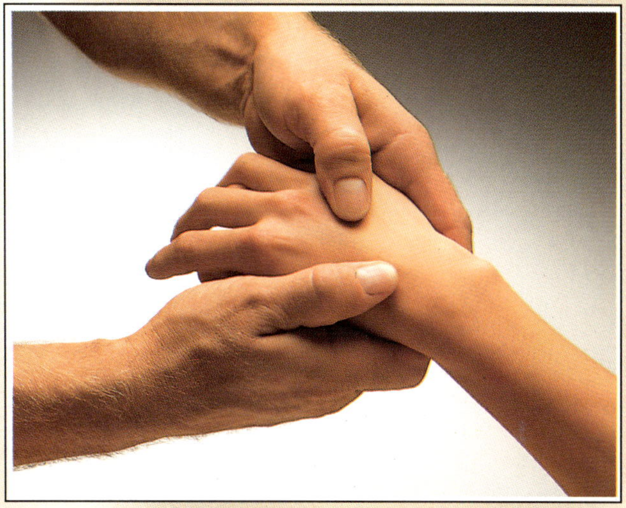

Drücken Sie dann die jeweils am Ende eines „Tales" liegenden Häutchen zwischen den Fingern (Abbildung △). Mit diesem Druck stimulieren Sie den Lymphfluß ganz besonders. Nach Auffassung der Reflexzonenmassage – auch die Hände haben eine reflektorische Verbindung zu den inneren Organen und Körperfunktionen – liegen hier ganz spezielle Punkte, die für den freien Fluß der Energieströme im Körper sorgen. Durch den richtigen, sekundenlang gehaltenen Druck können so vorhandene Energie„blockaden" aufgelöst werden, neue Vitalität durchflutet den ganzen Körper.

Als nächstes bringt das Kreisen mit den Daumenkuppen auf dem Handrücken Ihres Partners eine Portion Extragenuß (Abbildung ◁). Beginnen Sie zunächst mit kleinen Kreisen und sanftem Druck in der Mitte des Handrückens. Lassen Sie die Kreise langsam größer werden – bis über das Handgelenk hinaus –, und verstärken Sie allmählich den Druck. Sie werden erstaunt sein, wie geschmeidig und elastisch die vielen winzigen Knöchelchen reagieren, die Sie dabei berühren.

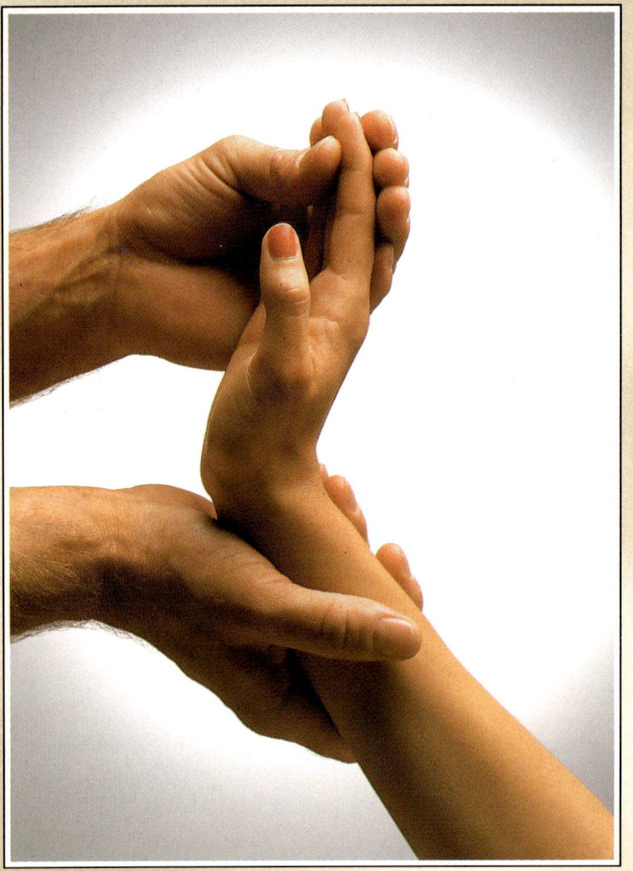

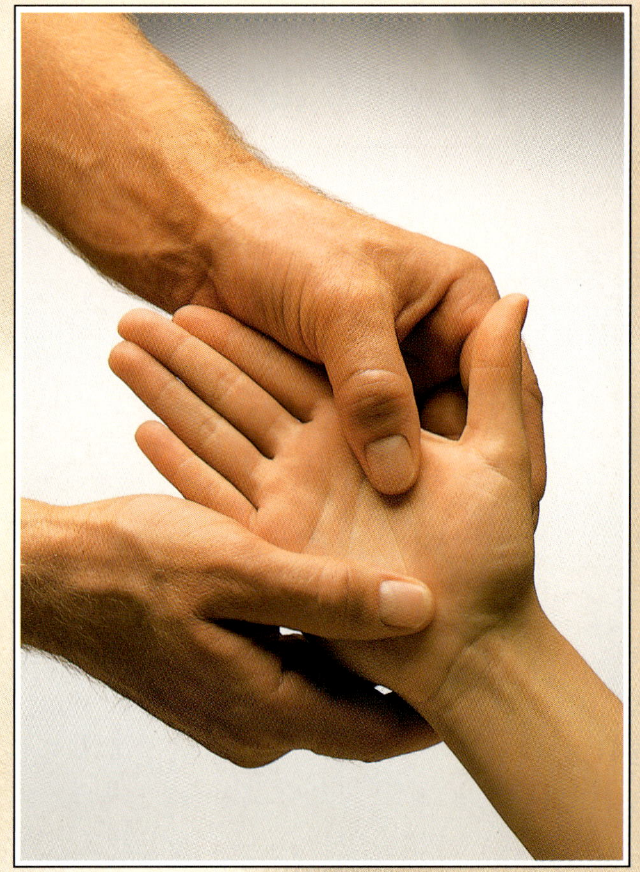

Dies gilt auch für das Kreisen mit den Handgelenken. Umgreifen Sie mit der einen Hand den Arm Ihres Partners oberhalb des Handgelenks, und bringen Sie mit der anderen Hand seine Hand zum „Rotieren" (Abbildung △). Fünfmal nach rechts- und fünfmal nach linksherum. Dies ist besonders für Berufstätige, die viel – und meist in verkrampfter Haltung – schreiben, eine Wohltat.

Drehen Sie jetzt die Hand Ihres Partners nach außen, so daß Sie die Innenfläche vor sich haben. Kneten Sie mit kräftigen Druckbewegungen Ihrer Daumenkuppe die Handfläche durch bis hin zum Ansatz der Finger und bis hoch zum Handgelenk (Abbildung ◁).

Anschließend lassen Sie Ihre Daumenkuppen wieder kreisen (Abbildung ▽), wobei der Druck bei der Handinnenfläche zarter ausfallen sollte als beim Handrücken. Streichen Sie zart entlang der Fingerinnenseiten von den „Häutchen" zwischen den einzelnen Fingern bis zur Fingerspitze und wieder zurück (Abbildung ▻). Dies läßt sich am besten mit Daumen und Zeige- oder Mittelfinger durchführen, da Sie damit auch genügend Behutsamkeit und das Empfinden für Druckstärke wahrnehmen können.

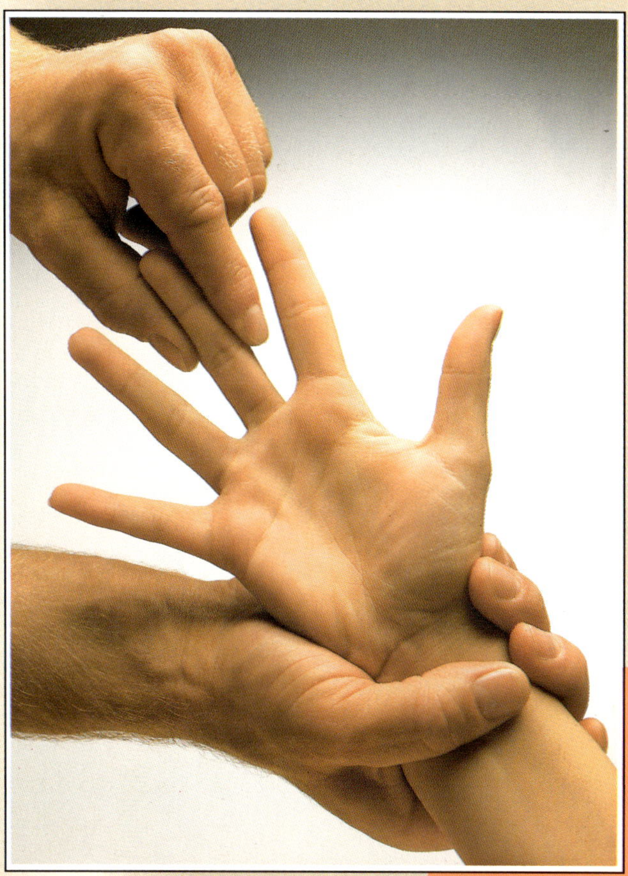

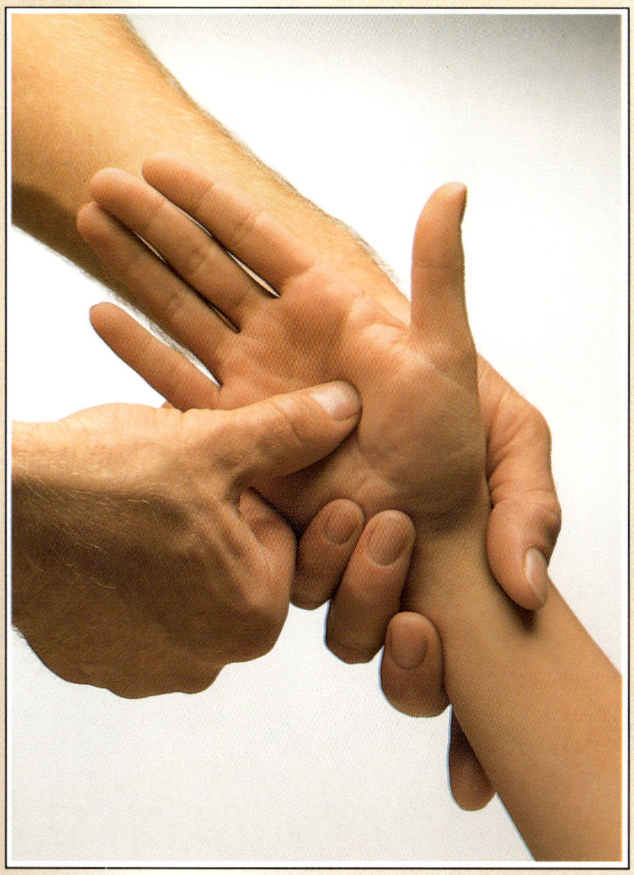

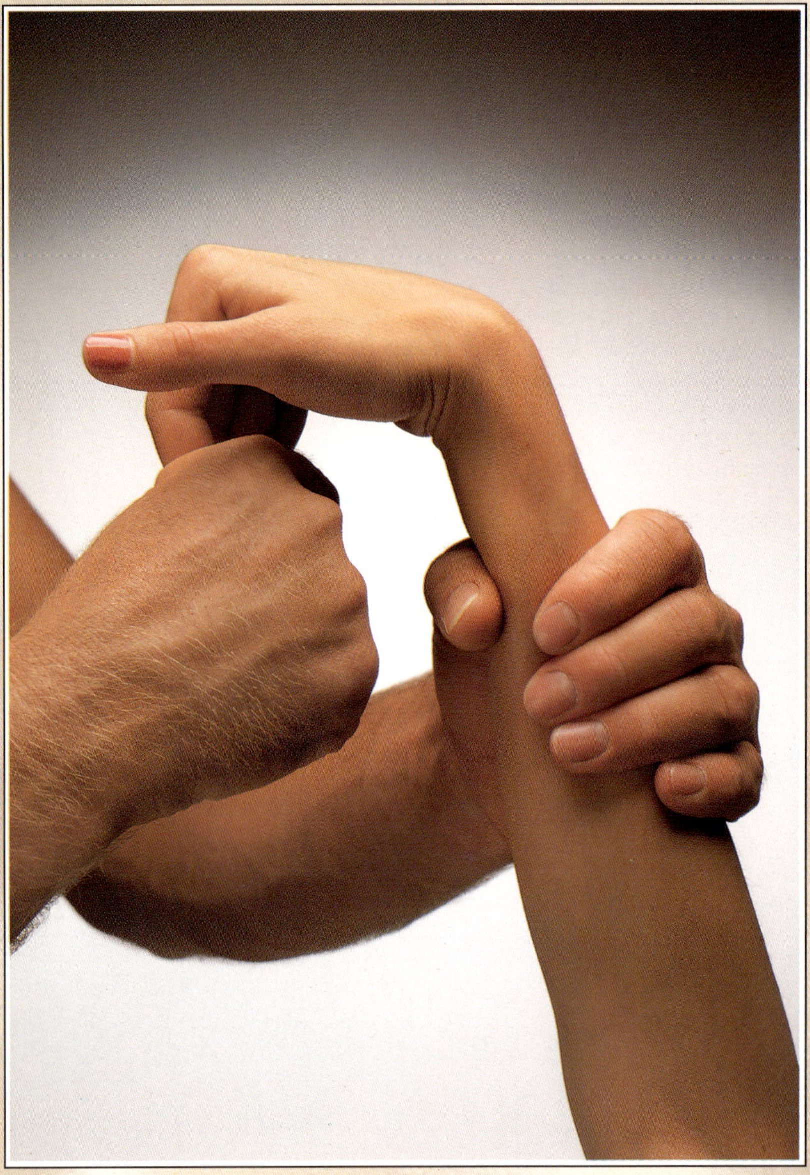

Anschließend ist die Hand sehr ansprechbar für ein Dehnen und Drücken nach außen und innen um das Handgelenk (Abbildung ◁). Nach all der Vorarbeit dürfen Sie das Handgelenk Ihres Partners jetzt ruhig etwas kräftiger „durchbiegen", er wird es keinesfalls als schmerzhaft empfinden. Von dieser Lockerungsübung profitieren auch die Unterarmmuskeln, die – je nach Berufstätigkeit und Streßanfälligkeit – unterschiedlich verkrampft sein können.

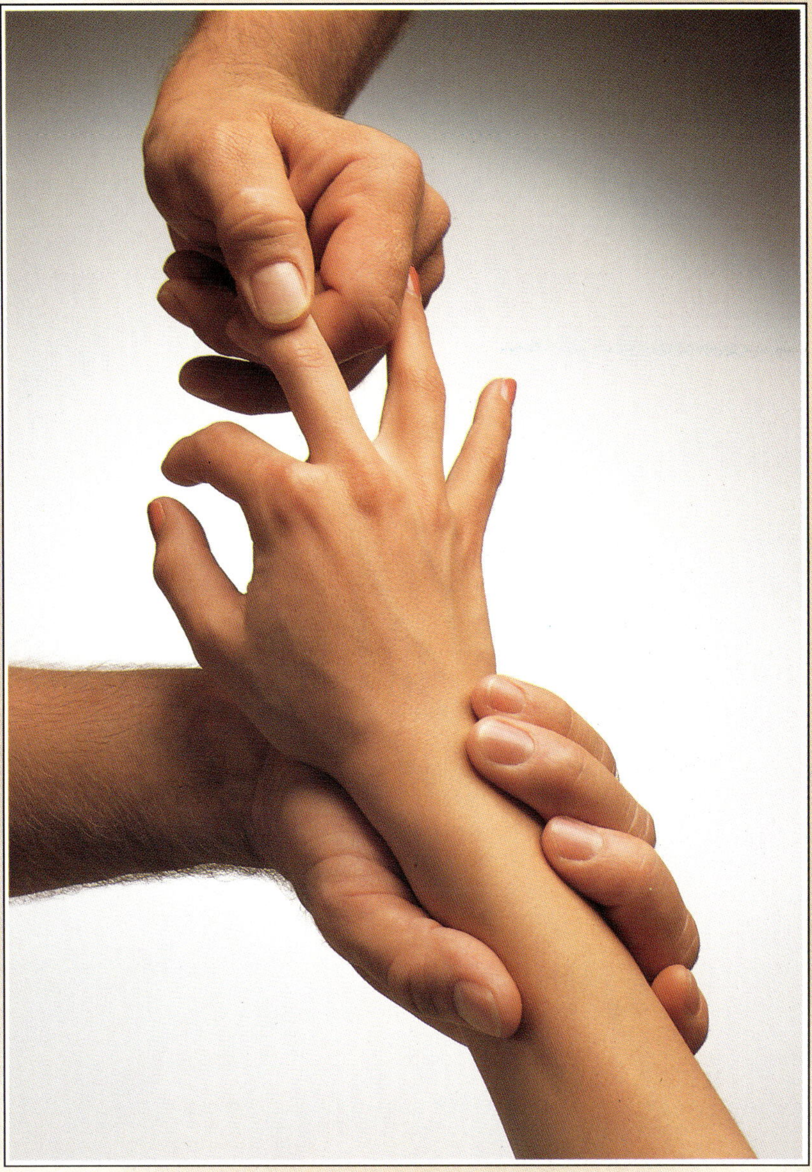

Zu den wohltuendsten Entspannungsgriffen gehört das Kneten der einzelnen Finger (Abbildung ▷). Beginnen Sie mit dem Daumen oder mit dem kleinen Finger. Wie bei allen anderen Massagegriffen in der Partnermassage gilt auch hier: keine starren Vorschriften, keine vorgeschriebene Reihenfolge. Die beiden Partner finden selbst heraus, was ihnen jeweils guttut und am meisten Spaß macht. Das Kneten jedes einzelnen Fingers besteht aus Drücken, Pressen, Reiben und Kreisen mit Ihren Fingern. Nicht oft wird den Fingern, die doch eine so zentrale Rolle in unserem Leben spielen, so viel Aufmerksamkeit geschenkt. Sie werden es an der Reaktion Ihres Partners merken, wie gut diese Streicheleinheiten ankommen . . .

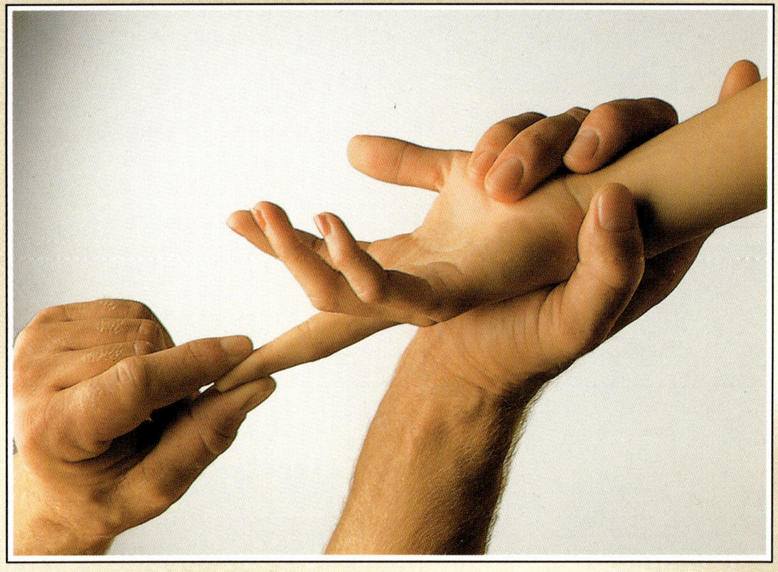

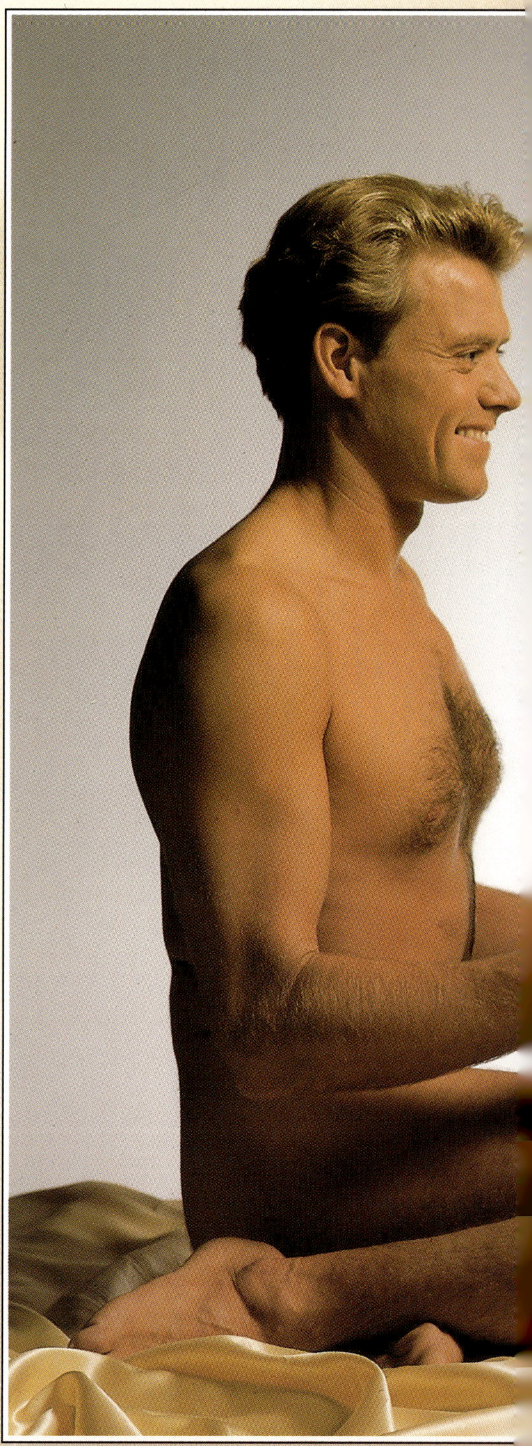

Abschluß einer Handmassage sollte immer das „Stretchen" und das „Auszupfen" der Finger sein (Abbildung △). Nehmen Sie jeden einzelnen Finger zwischen Daumen und Mittel- oder Zeigefinger, und ziehen Sie behutsam daran, bis Sie Widerstand spüren. Streichen Sie dann wieder zart zurück bis zum Ansatz des nächsten Fingers. Ruhige, fließende Bewegungen werden jetzt als besonders angenehm empfunden.
Wenn Sie alle Finger und den Daumen gedehnt haben, legen Sie Ihre warme Handfläche für einen Moment lang auf den Handrükken Ihres Partners (Abbildung ▷). Lassen Sie die zärtlichen Gefühle, die Sie gerade für ihn empfinden, von Ihrer Handfläche auf seine Hand überströmen, bevor Sie mit der anderen Hand beginnen.

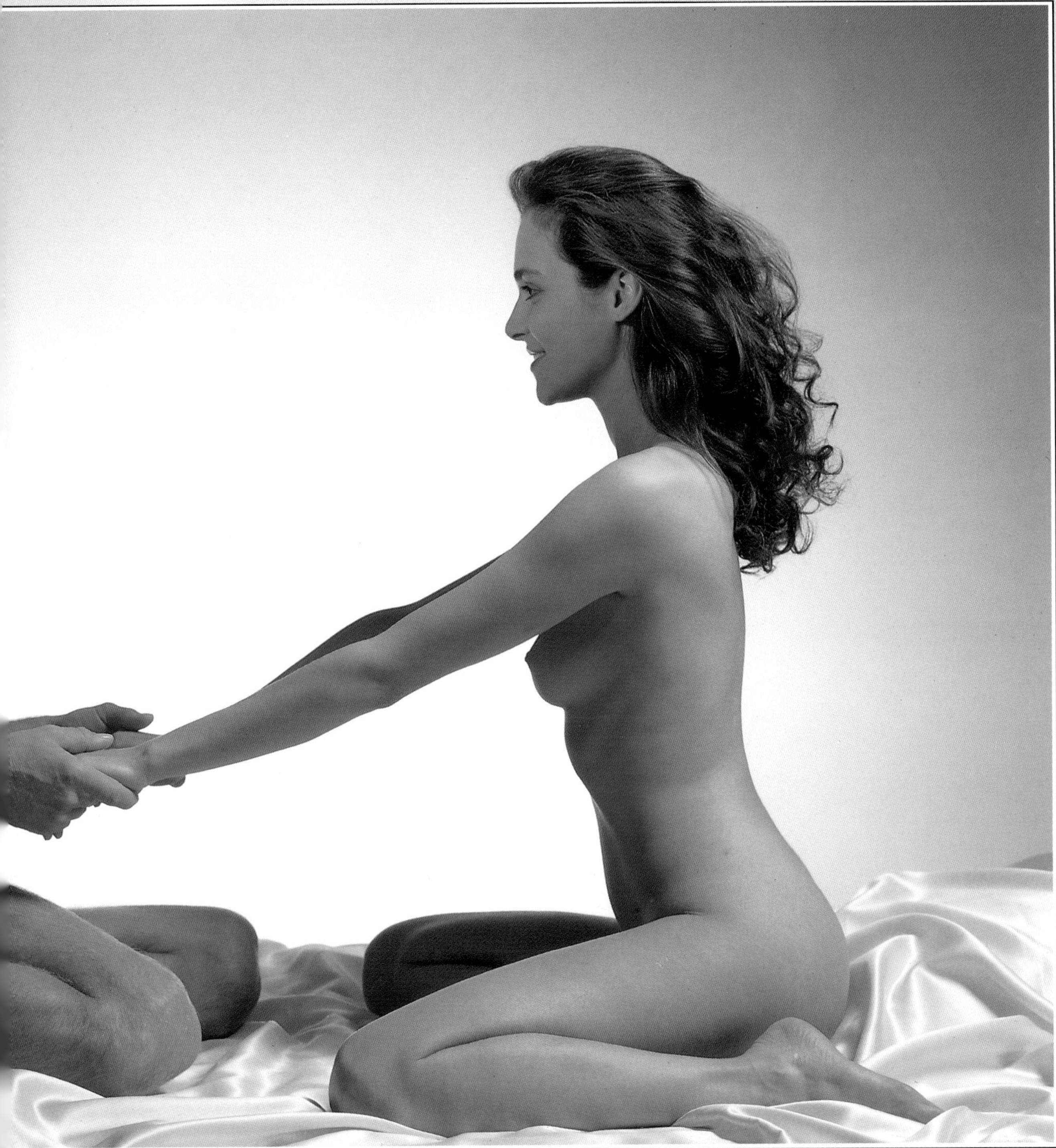

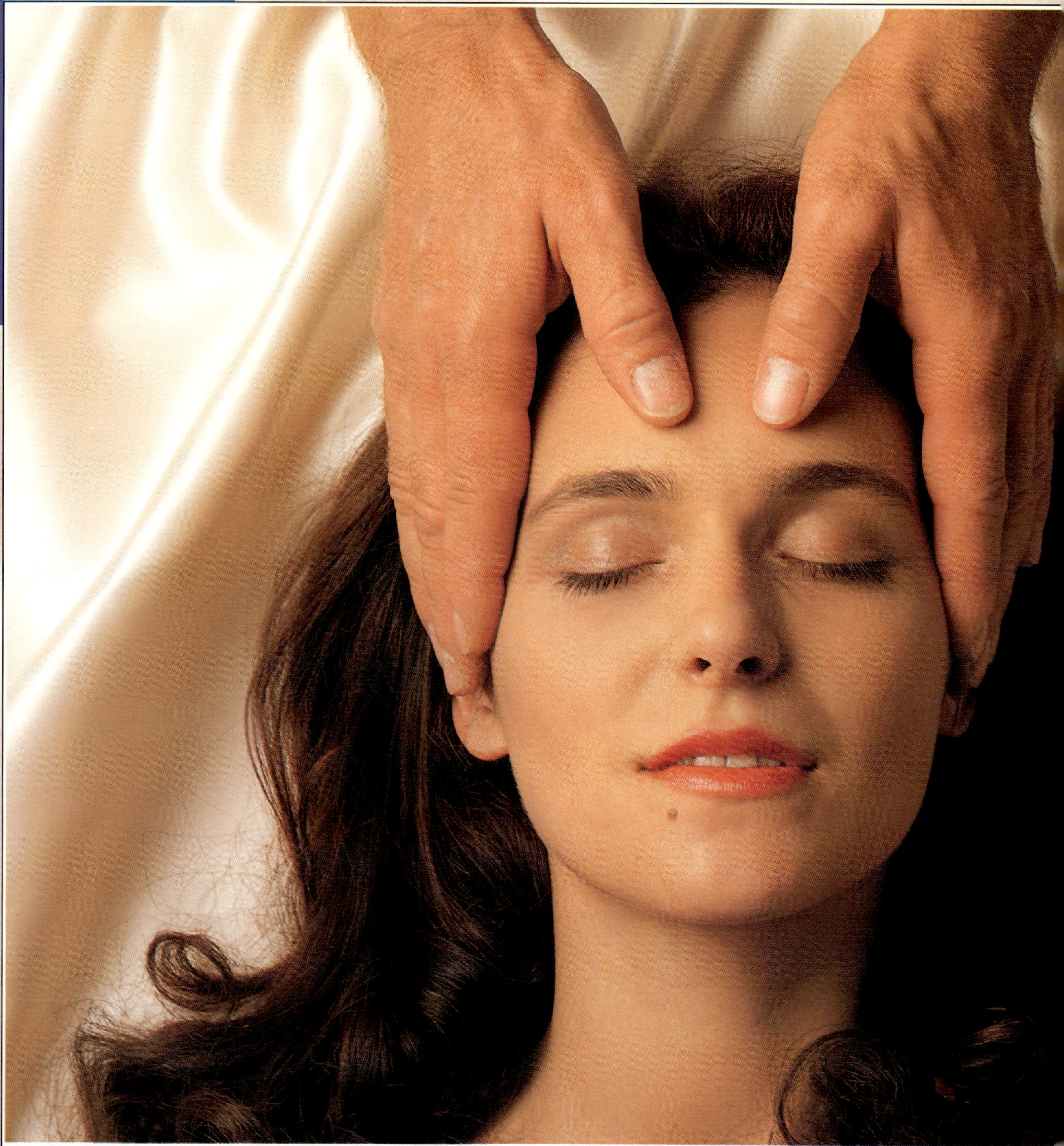

Zaubergriffe für Gesicht, Hals und Kopfhaut

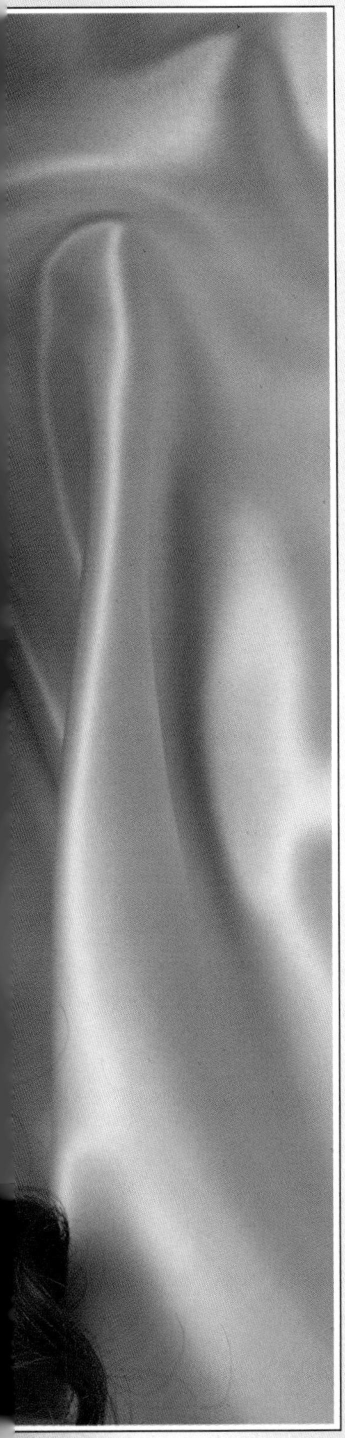

In der westlichen Welt leben die meisten Menschen fast ausschließlich „mit dem Kopf", das heißt, sie geben sich nahezu ununterbrochen diszipliniert und selbstbeherrscht, glauben, sich allzeit „im Griff" und unter Kontrolle haben zu müssen. Statt Empfindungen „über den Bauch", das Sammelzentrum unserer Gefühle, zuzulassen und auszuleben, werden diese sofort vom Gehirn registriert, argwöhnisch beäugt und beurteilt. Wenn Sie im Moment unpassend sind oder nicht zu dem Image passen, mit dem wir uns gerne sehen, werden sie verdrängt und weggesteckt. Daß diese ständige „Kopfarbeit" der Entspannung von Gesicht, Hals, Nacken und Kopfhaut nicht gerade förderlich ist, versteht sich von selbst.

Ein ständig angespanntes Gesicht kann nicht schön sein – das ist kein Geheimnis und für jeden sichtbar. Denn nur entspannte Züge wirken harmonisch, haben eine Ausstrahlung und lassen jedes Gesicht erst richtig zur Wirkung kommen.

Wer je in den Genuß einer Partnermassage für Gesicht und Kopf gekommen ist, wird nicht mehr darauf verzichten wollen. Denn diese wohlige Entspannung verleiht nicht nur der Seele Flügel. Sie hat auch einen hohen kosmetischen Wert, denn je entspannter Sie sind, um so schöner sehen Sie aus. So locker sind Sie sonst wahrscheinlich nur nach der Sauna oder bei einem Sonnenbad.

Vielleicht haben Sie beim ersten Mal die Befürchtung, Sie könnten gerade an diesen empfindlichen Stellen etwas falsch machen. Doch auch hier gilt wie bei allen anderen Griffen und Bewegungen während einer Partnermassage: Konzentrieren Sie sich auf den Körper Ihres Partners, lauschen Sie dem Rhythmus seines Atems, erforschen Sie mit Ihren Händen, was ihm guttut, welche Griffe er weniger mag, welche ihm besonderes Wohlbehagen vermitteln. Dies gilt ganz besonders für Gesicht, Hals und Kopfbereich. Einfühlungsvermögen ist hier (fast) schon alles.

Beginnen Sie mit dem Gesicht. Die einsetzende Entspannung ist die beste Vorbereitung für die Massage des verspannten Halses oder verkrampfter Nackenmuskeln. Was schon für die Massage der Hände galt, gilt erst recht für die des Gesichts: Verwenden Sie so wenig Massageöl oder Creme wie gerade nötig, um eine angenehme Gleitfähigkeit sicherzustellen. Fragen Sie aber in jedem Fall vorher Ihre Partnerin oder Ihren Partner, ob sie oder er nicht lieber mit einer speziellen Gesichtscreme massiert werden möchte. Die im Massageöl enthaltenen ätherischen Öle und Duftstoffe sind zwar Balsam für den Körper und alle Sinne, aber im Gesicht können sie, vor allem bei empfindlicher Haut, leicht zu allergischen Reaktionen führen. Klären Sie diesen Punkt unbedingt vor der Gesichtsmassage ab.

Wenn Ihre Partnerin Make-up aufgetragen hat, können Sie es mit einem in Reinigungsmilch getränkten Wattebausch sanft abnehmen.

Bei der Gesichtsmassage können Sie entweder neben Ihrem Partner oder – besser noch – hinter seinem Kopf knien, oder Sie setzen sich, mit ein paar dicken Kissen im Rücken, auf den Boden, strecken zu Ihrer eigenen Entspannung die Beine aus und legen den Kopf Ihres Partners auf Ihre Oberschenkel.

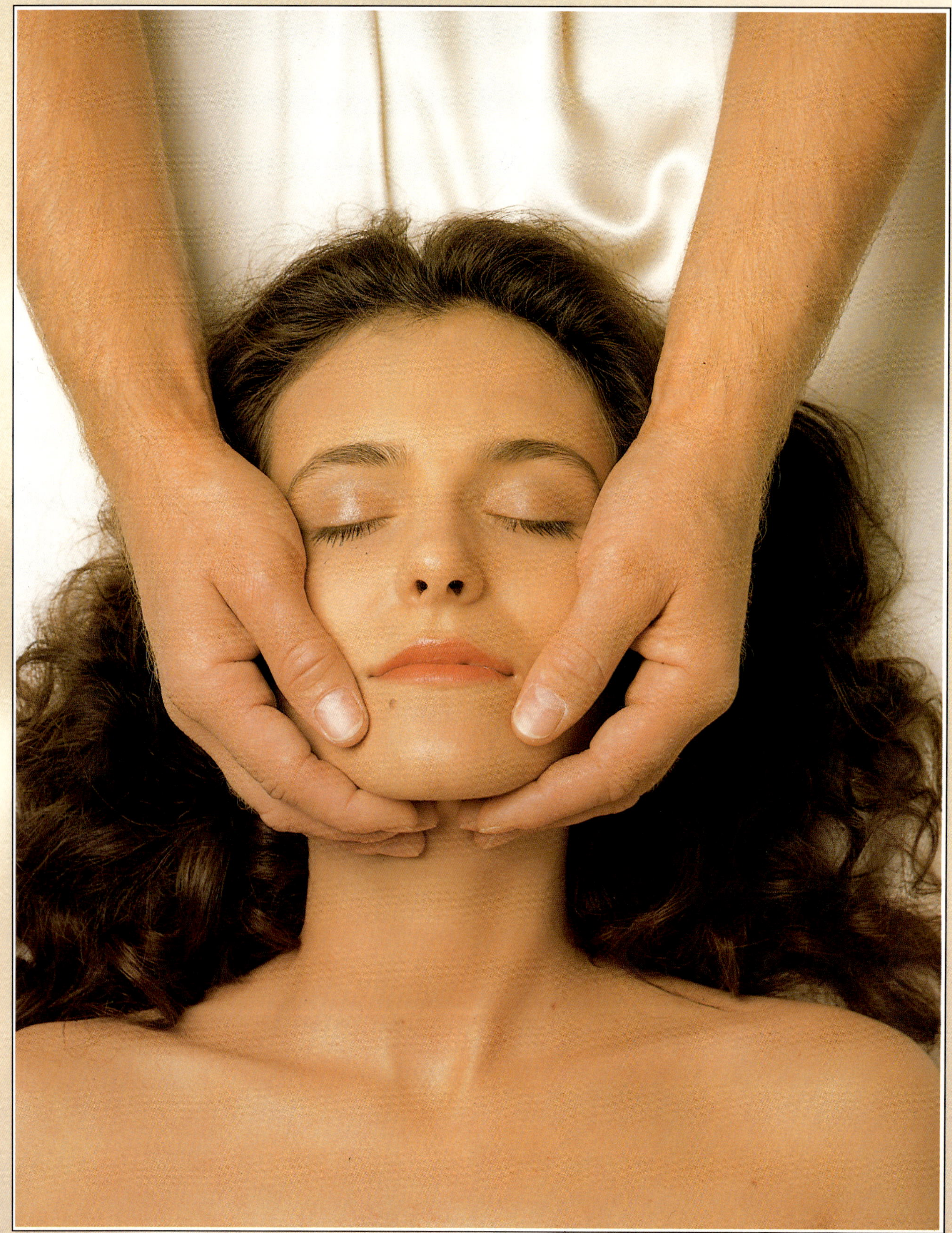

Der schönste Beginn einer Gesichtsmassage: Erforschen und ertasten Sie mit den Fingerspitzen das Gesicht Ihres Partners (Abbildung ◁). Streichen Sie ent-

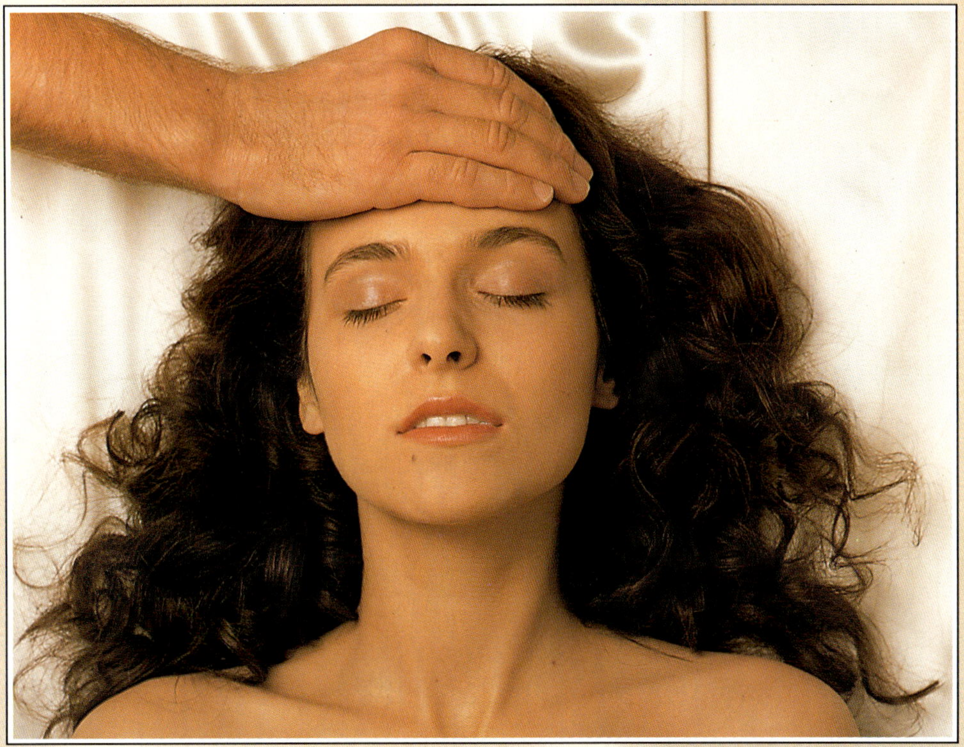

lang der Konturen seiner Wangen, seiner Schläfen, seiner Lippen, seiner Nase, seiner Stirn, seines Kinns, seiner Ohren, befühlen Sie die Umgebung der Augen und, besonders behutsam und zärtlich, die Augenlider. Liebkosen Sie so sein ganzes Gesicht, machen Sie Ihre Hände und Fingerspitzen mit seinem Gesicht vertraut. Legen Sie dann abwechselnd Ihre warmen Handflächen auf seine Stirn (Abbildung △), und drücken Sie behutsam.

Beginnen Sie dann, die ganze Stirn mit den Daumenkuppen zu massieren (Abbildung ∇). Zuerst bewegen Sie die Daumen in kleinen Kreisen von innen nach

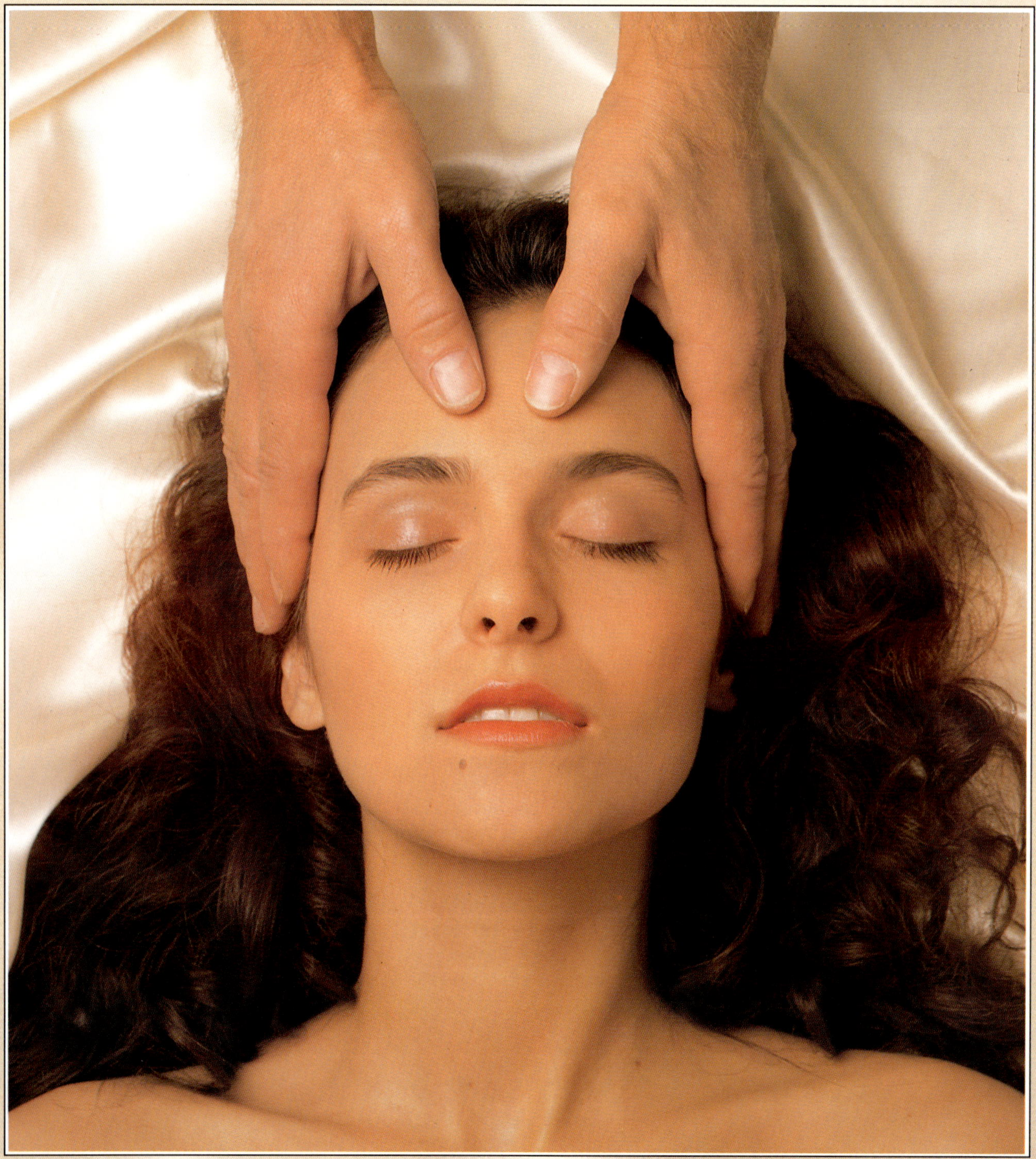

außen, also von der Nasenwurzel und den Augenbrauen ausgehend bis hin zum Haaransatz. Anschließend fahren Sie dann sanft mit senkrechten Bewegungen über die Stirn, beginnen bei den Augenbrauen, gleiten hoch bis zum Haaransatz und ganz leicht wieder zurück (Abbildung ∇).

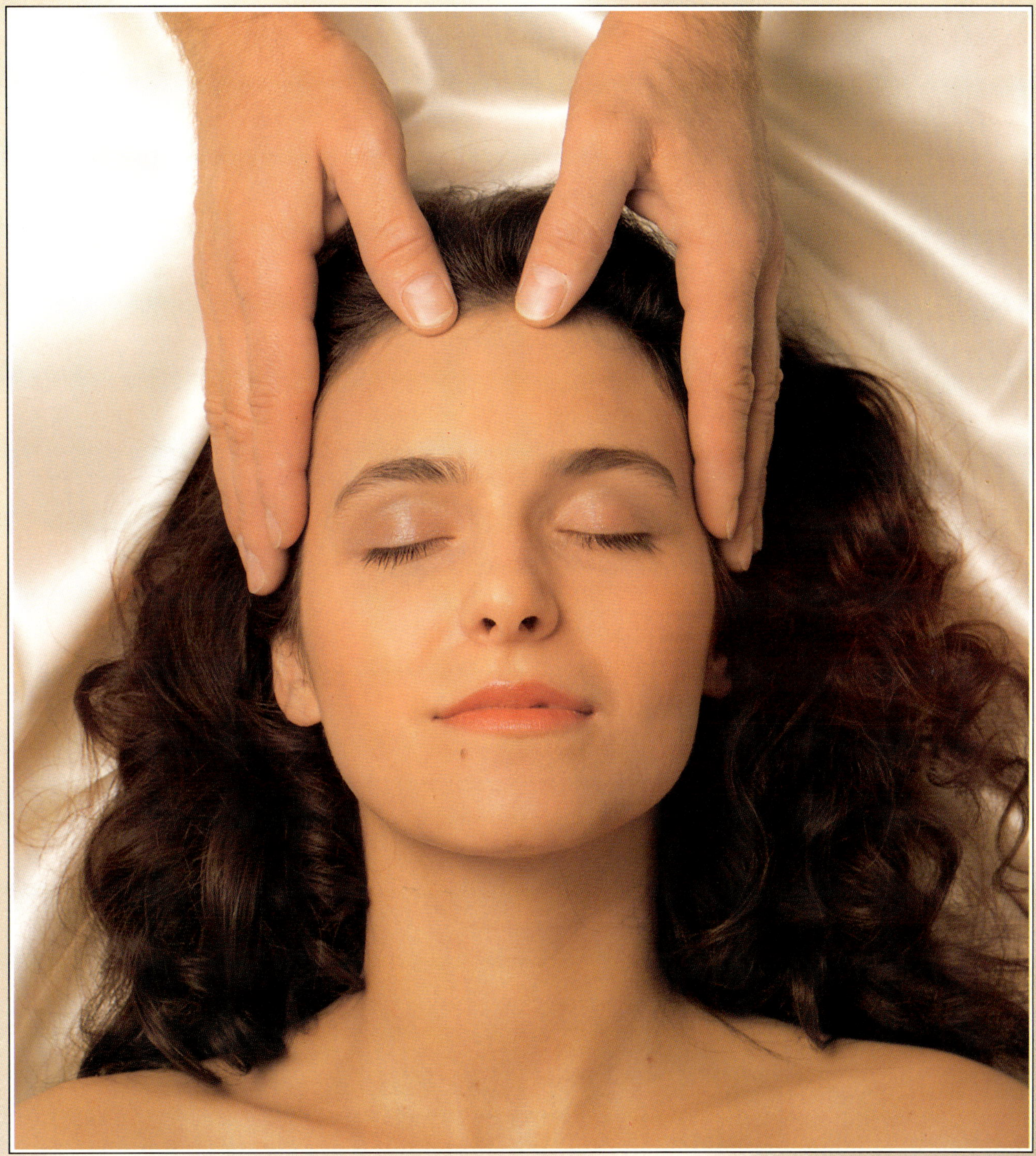

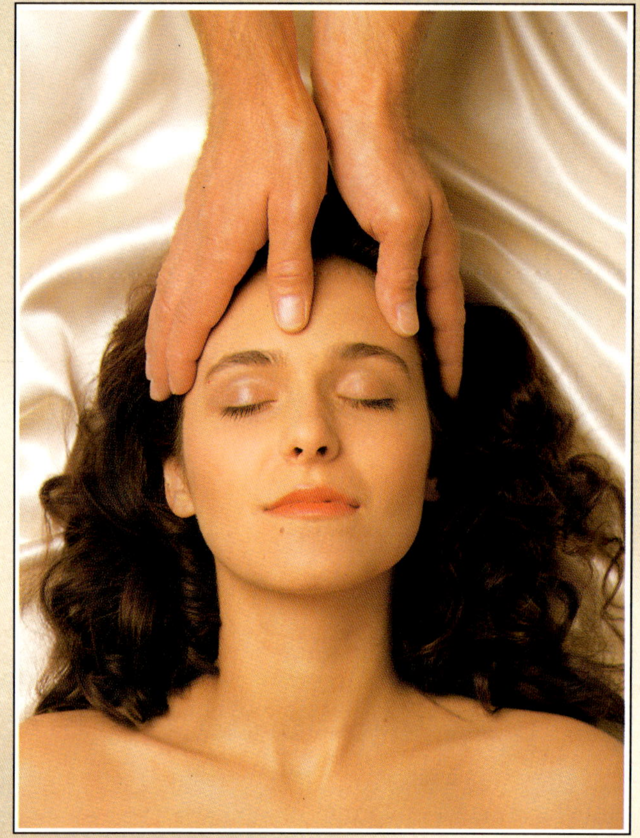

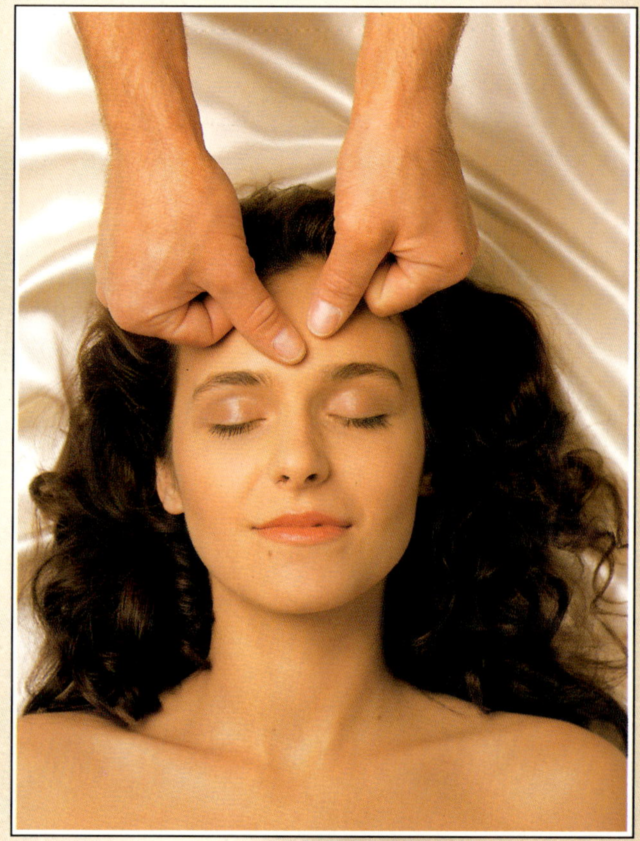

Dann streichen Sie die Stirn mit Querbewegungen aus, das heißt, Sie streichen mit dem Daumen jeweils von der Stirnmitte zur Schläfe hin (Abbildung Δ)! Dieses Ausstreichen der Stirn- oder Denkfalten, wird als besonders angenehm empfunden, weil es jeglichen Druck nimmt und zusehends die Haut der Stirn glättet. Verwenden Sie besonders viel Sorgfalt auf den Bereich der sogenannten Zornesfalte zwischen den Augenbrauen (Abbildung ⊿). Auch Menschen, die überhaupt nicht zornig sind, sind an dieser Stelle oft verkrampft und genießen ausstreichende, glättende Massagestriche besonders intensiv.

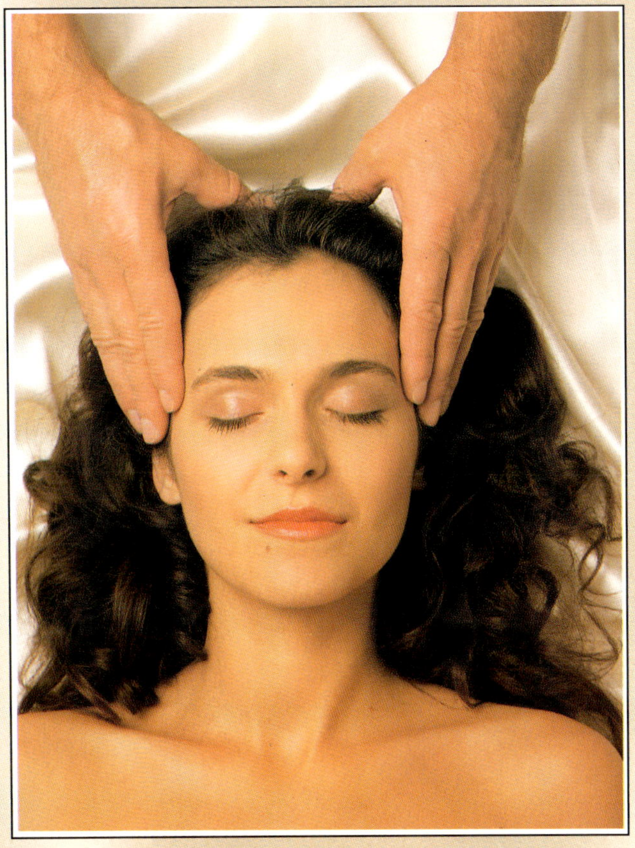

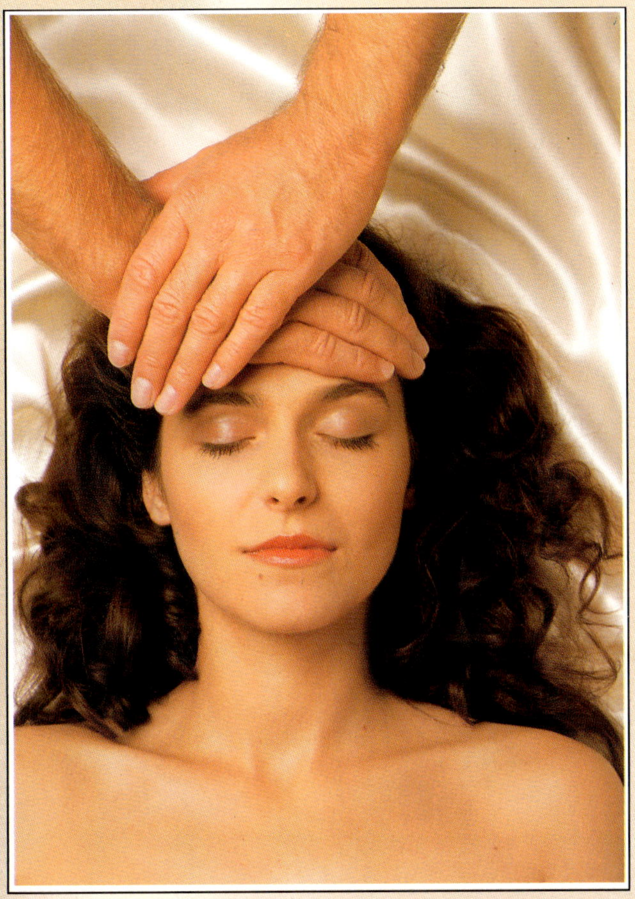

Beenden Sie diesen Teil der Massage mit der sogenannten Stirnpressung (Abbildung ◁): Legen Sie eine Handfläche so breit wie möglich über die Stirn, und verstärken Sie mit Ihrer anderen Hand ein bißchen den Druck.
Massieren Sie anschließend Schläfen und Wangen mit kleinen kreisenden Bewegungen und ziehen Sie Schleifen in der Form einer 8 (Abbildung △).

Der nächste Massagegriff sollte überaus sanft angegangen werden: Bitten Sie Ihren Partner, die Augen zu schließen, und massieren Sie die dünne Haut der Lider und damit den Augapfel mit allerzartesten Bewegungen (Abbildung ▷). Fragen Sie, wie diese Berührung „ankommt" und ob der Druck auch nicht zu stark ist.

Um einiges energischer können Kinn und Unterkiefer massiert werden. Ziehen Sie lange Massagestriche von der Mitte des Kinns bis zu Wangen und Ohren (Abbildung ▷). Diese energische Behandlung wird von Frauen und Männern als sehr wohltuend empfunden. Dies gilt auch für das Kneten der Ohrläppchen, die sehr empfindsam sind und deren Massage ein unbeschreibliches Wohl- und Wärmegefühl erzeugt.

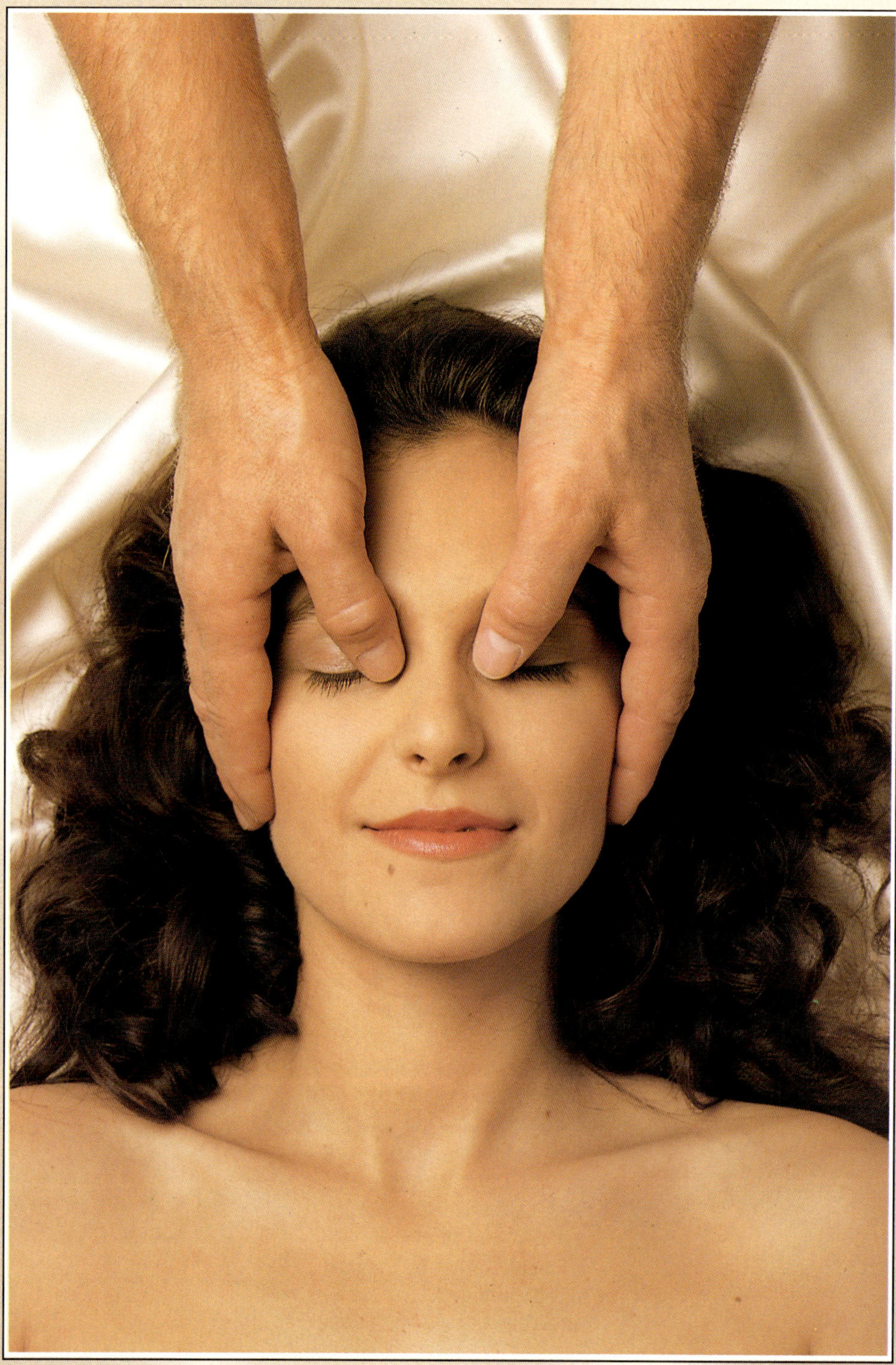

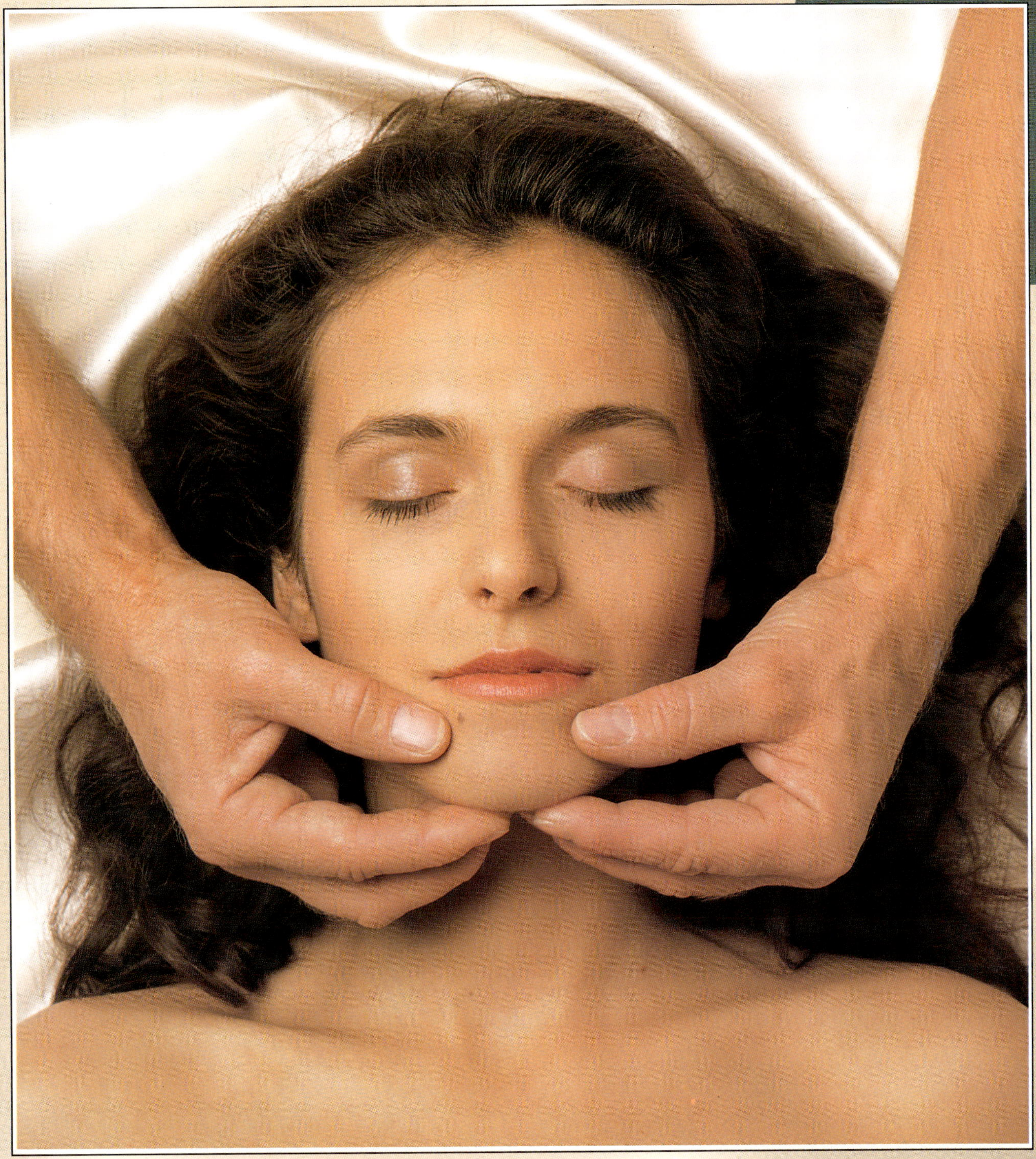

Umschließen Sie dann den Hals Ihres Partners, und streichen Sie mit beiden Händen vom Halsansatz bis hoch zum Kinn und wieder zurück (Abbildung ▽). Drehen Sie dann behutsam den Kopf des „Genießers", und streichen Sie die seitlichen Halspartien aus, das heißt von der Mitte des Halses hin zum Haaransatz und wieder zurück (Abbildung ▷). Diesen Teil der Massage können Sie entweder mit den Daumen oder aber mit der ganzen Handfläche durchführen.

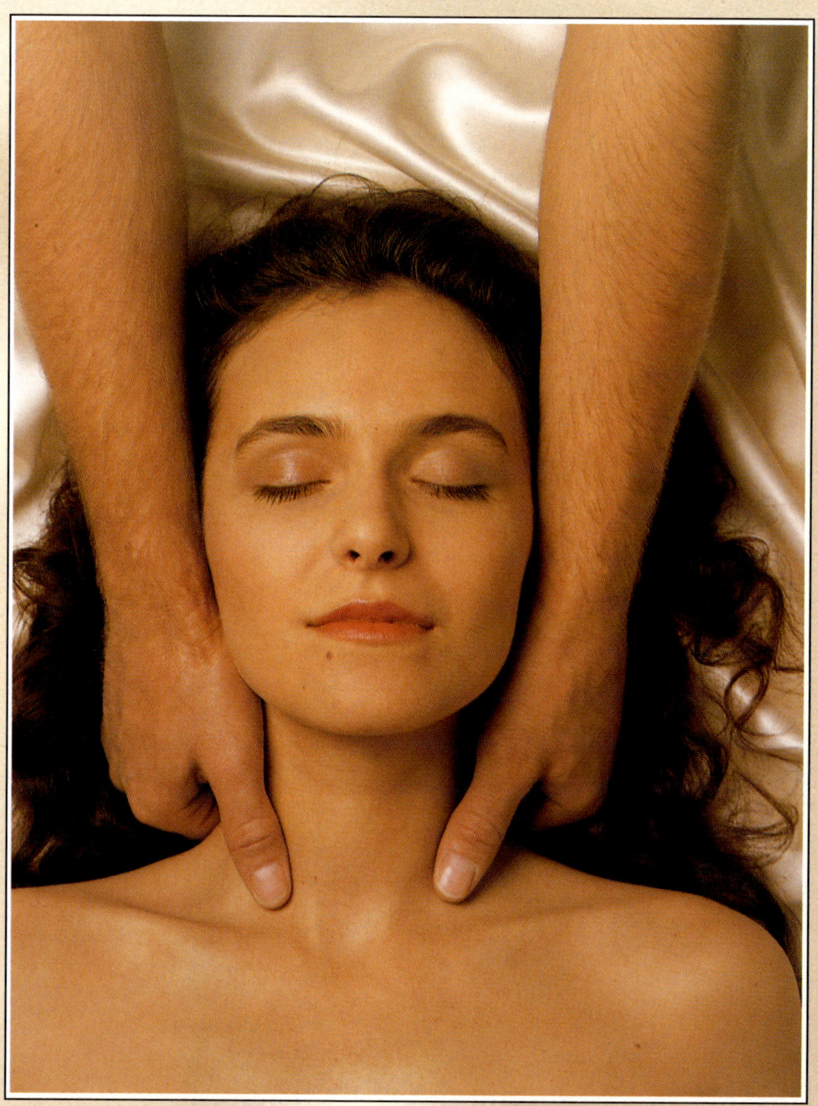

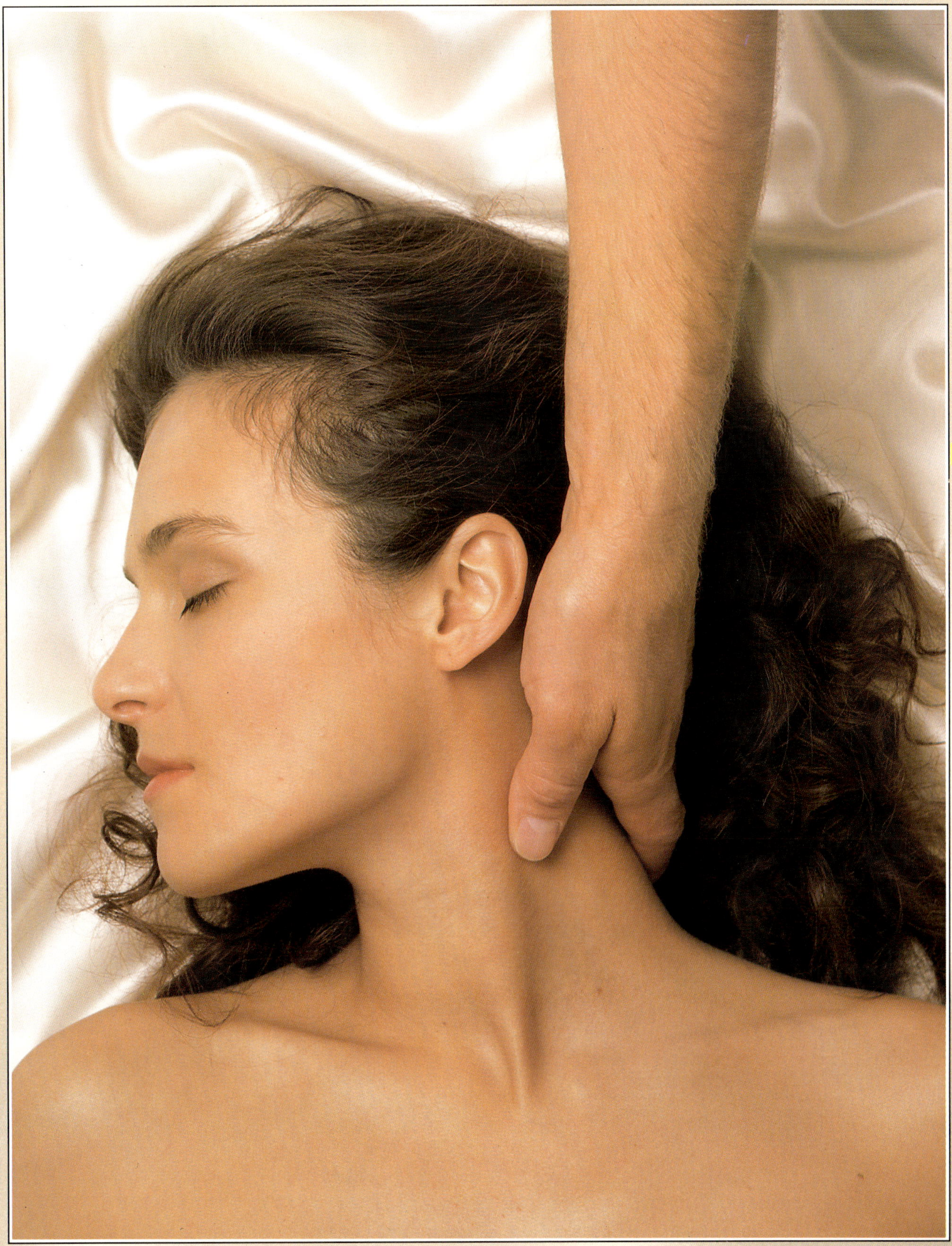

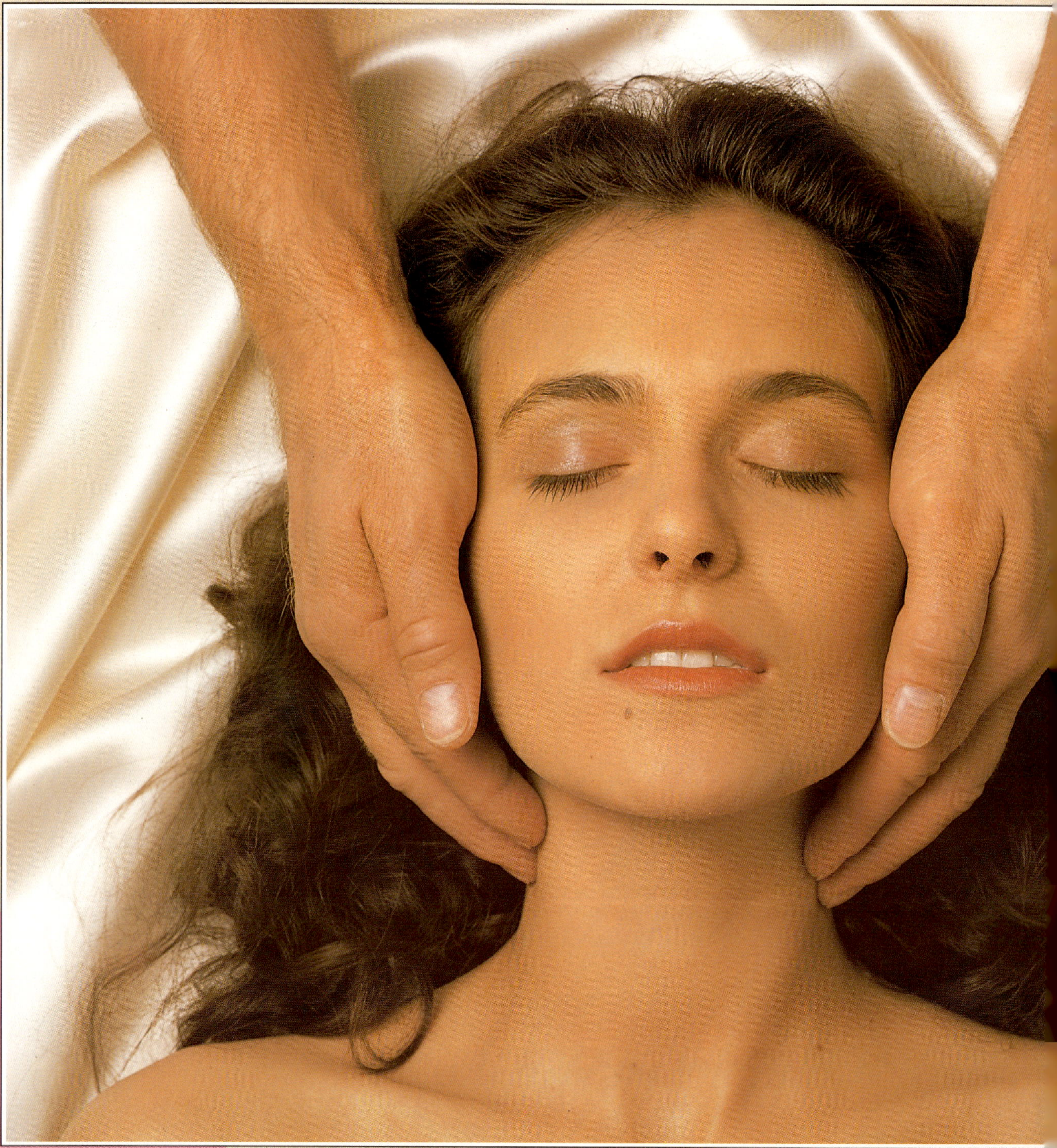

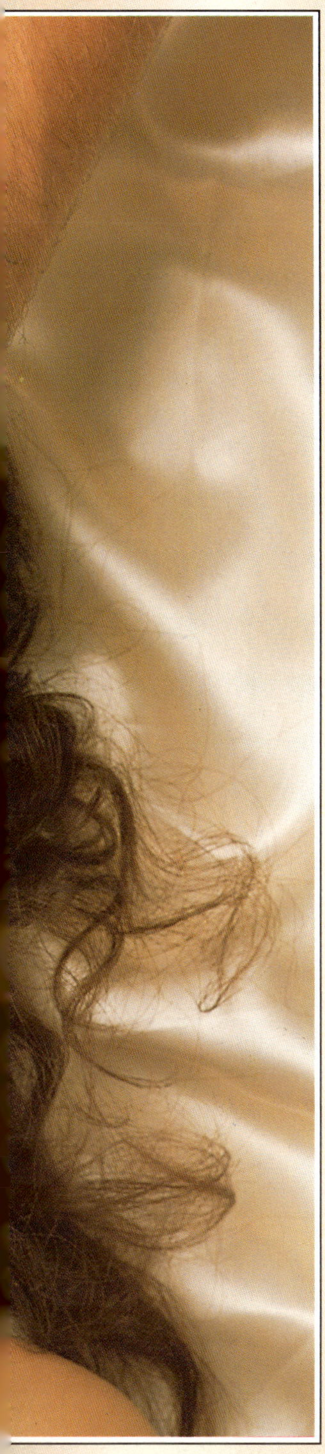

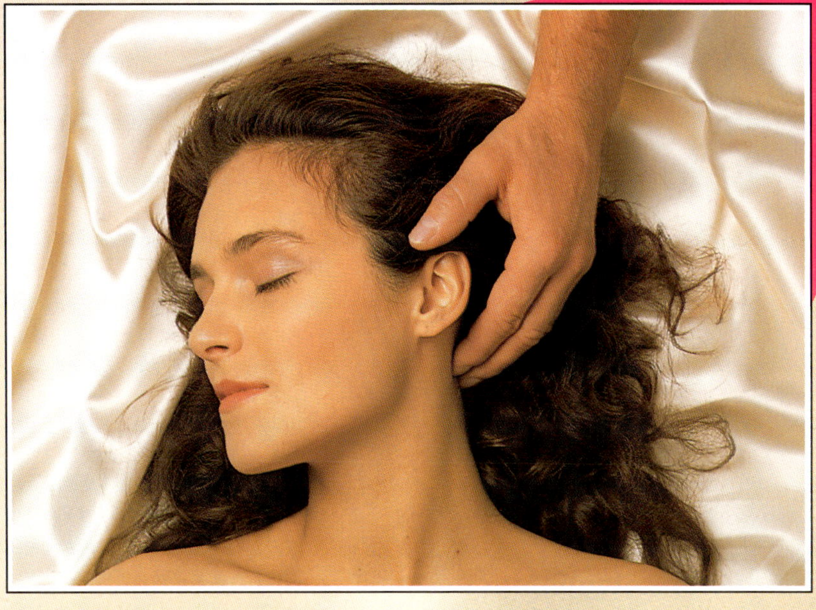

Nach den Streicheleinheiten fürs Gesicht ist es nahezu ein „Muß“, den Nacken zu lockern und zu entkrampfen, da er im Alltag besonders viel zu ertragen und zu verkraften hat. Sie legen beide Hände unter den Nakken Ihres Partners, die Handflächen nach oben. Winkeln Sie die Fingerspitzen leicht an und „trommeln“ Sie damit den Nacken hoch und runter, bis in den Bereich der Wirbelsäule (Abbildung ◁).
Dann führen Sie eine Druckmassage durch, wobei Sie den Druck Ihrer Fingerspitzen jeweils für ein paar Sekunden halten. Gehen Sie, wenn Ihre Partnerin nichts dagegen hat, auch bis in den Haaransatz hoch (Abbildung △).

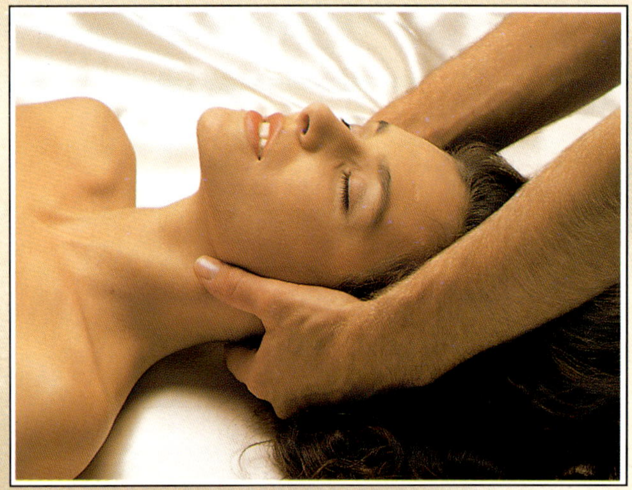

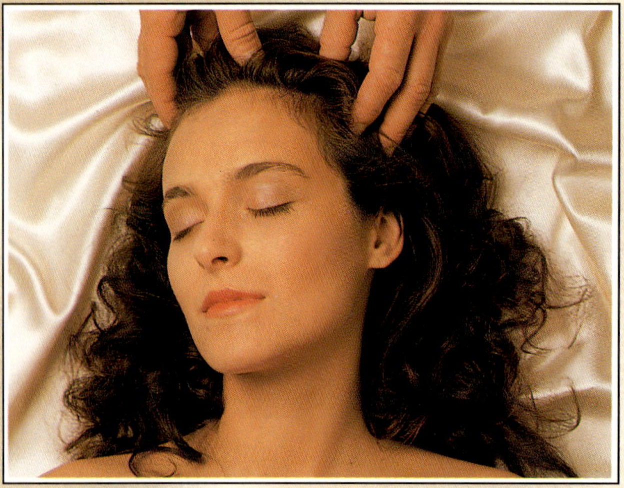

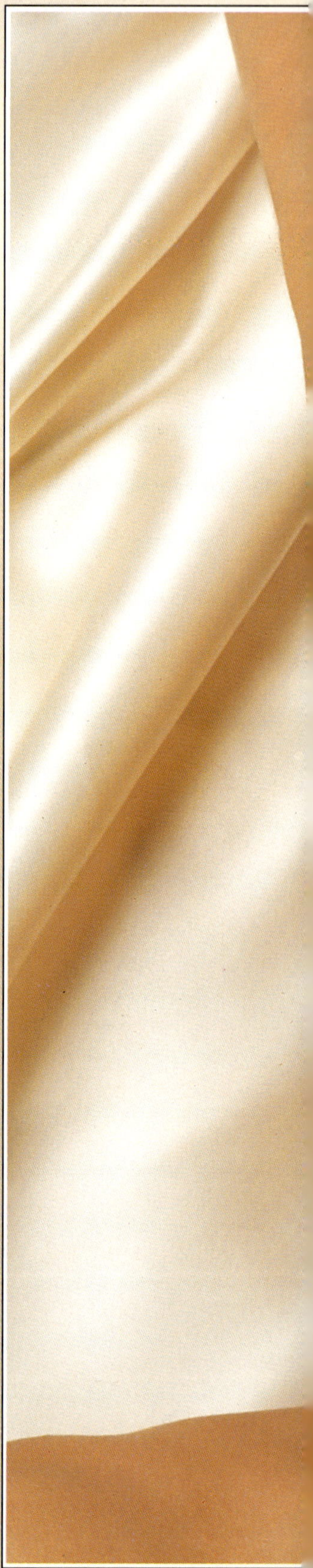

Bei dem abschließenden Massagegriff kommt es besonders auf Ihr Fingerspitzengefühl an: Ziehen Sie – mit Ihren Händen unter dem Nacken Ihres Partners – seinen Kopf zu sich hoch (Abbildung △/△). Dieses „Stretching" ist überaus wohltuend, weil es die einzelnen Halswirbel auseinanderzieht, die vor allem bei sitzender Tätigkeit oft zu dicht aufeinandergerückt sind und Schmerzen verursachen können. Aber bitte denken Sie gerade bei diesem Teil der Partnermassage daran: Es geht nicht um einen Kraftakt, sondern um ein zartes, einfühlsames Ziehen und Dehnen.

Die abschließende Massage der Kopfhaut wird normalerweise „trocken" durchgeführt. Wenn Ihr Partner aber Lust auf ein – vielleicht sogar spezielles – Kopfhautmassageöl hat, spricht nichts dagegen. Setzen Sie Ihre leicht gespreizten Finger von oben auf die Kopfhaut und lassen Sie sie auf diesen Stellen kreisen, ohne jedoch dabei die Lage zu verändern, das heißt, Sie massieren die Kopfhaut wie beim Shampoonieren, indem Sie sie durch Druck- und Kreisbewegungen lokkern und verschieben, ohne jedoch an den Haarwurzeln zu zerren (Abbildung ◁). Dieses Kraulen, „Shampoonieren" und Durchkneten der Kopfhaut läßt jeden vor Wonne nahezu zerfließen. Wenn Ihre Partnerin sich jedoch gerade die Haare gewaschen hat, weil sie für die Partnermassage besonders schön sein möchte, lassen Sie diesen letzten Teil einfach weg. Dies tut Ihrem gemeinsamen Vergnügen keinen Abbruch.

Ein abschließendes „Umhüllen" und Umfassen des Kopfes und des Gesichts, (Abbildung ▷) vermittelt Ihnen beiden – dem Nehmenden und dem Gebenden – zusätzlich das Gefühl von Geborgenheit, Wärme, Vertrautheit und Zärtlichkeit.

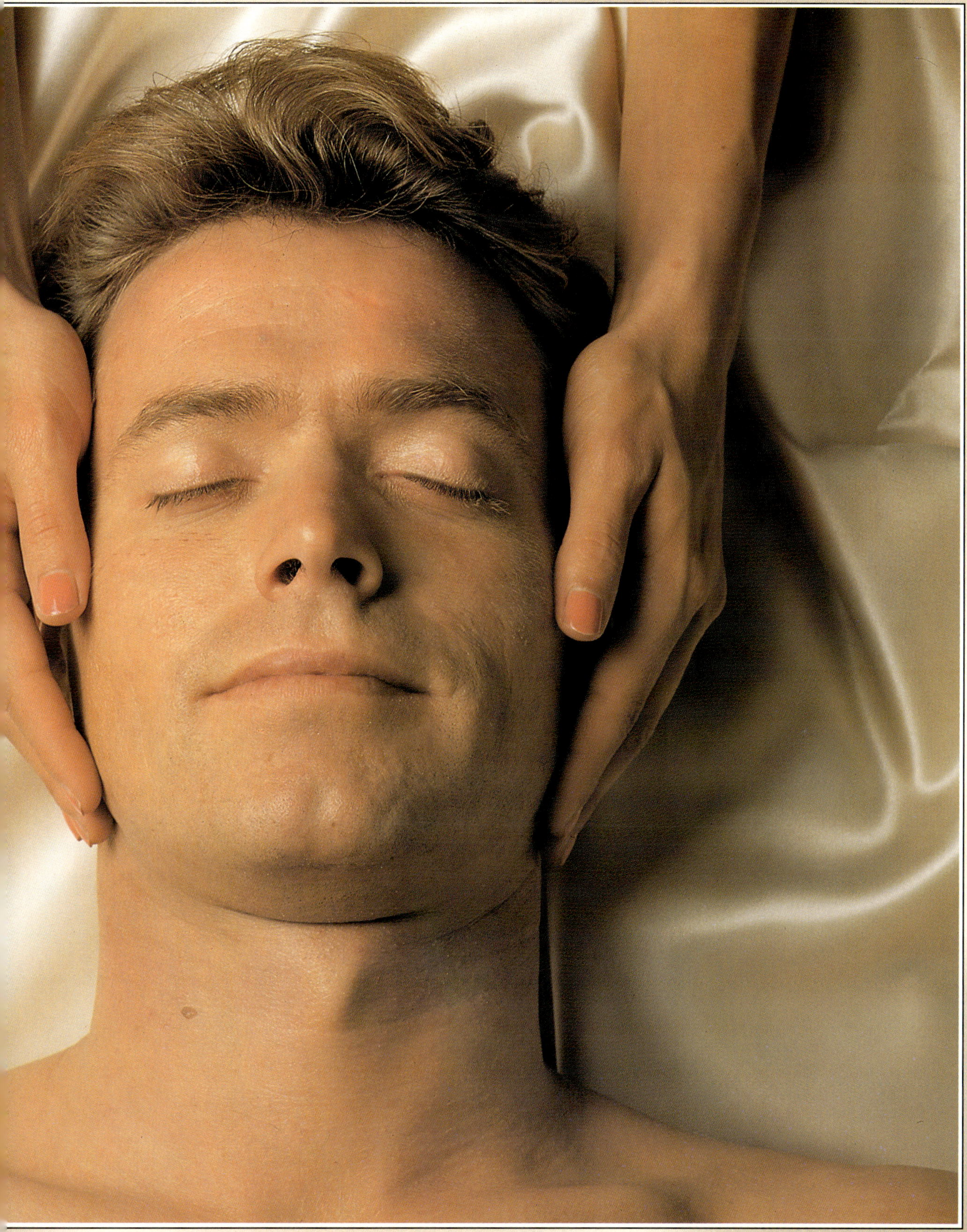

Streicheleinheiten für Rücken und Po

„Wenn dein Rücken in guter Verfassung ist, ist auch deine geistige und seelische Verfassung in Ordnung." Mit diesen Worten begann bei meiner letzten Reise durch Tibet eine Rückenmassage bei einem professionellen Masseur, die ich nicht vergessen werde. Der Tibeter las aus meinem Rücken wie aus einem Tagebuch, sprach über Erfahrungen, die ich gemacht hatte, über Erlebnisse und Emotionen, die ich durchlebt hatte. „Dein Rücken ist weich, du bist in Harmonie mit dir selbst, du kannst großzügig und nachgiebig sein. Aber deine Nackenmuskeln. Was ist passiert? Sie sind verspannt und hart, ganz im Gegensatz zu deinem übrigen Körper. Laß dich doch gehen, gib nach!"

In diesem Moment fiel mir das verständlicherweise überhaupt nicht schwer. Doch Wochen später, wieder zu Hause am Schreibtisch, bescherten mir die vielen täglichen Stunden Schreibarbeit an einem Manuskript wieder Verspannungen im oberen Bereich des Rückens und der Schultern. Zum Glück gibt es überall auf der Welt gute Masseure und Partner, die mit einer professionellen oder einer zärtlichen Massage alles wieder – im doppelten Sinne des Wortes – ins rechte Lot bringen.

Rücken und Wirbelsäule sind das Zentrum von Vitalität und Energie. Emotionale Spannungen, Dauerstreß und physische Überlastung zeigen sich hier zuerst. Der Zustand der Wirbelsäule und der sie umgebenden Muskulatur gibt Aufschluß über das seelische Befinden und den körperlichen Zustand einzelner Organe. Wenn Sie sich dies alles bewußtmachen, werden Sie dem Rücken Ihres Partners besondere Aufmerksamkeit und – vor allem – ausreichend Zeit schenken. Nicht etwa, weil die Fläche so groß ist, sondern weil sie die zentrale Rolle im Leben eines jeden Menschen spielt.

Daß der Po mit in die Rückenmassage einbezogen wird, ist selbstverständlich. Nicht nur bei der intimen Partnermassage, sondern auch bei professionell durchgeführten Ganzkörpermassagen. Befinden sich doch gerade hier jede Menge Muskeln und Bindegewebe, die auf straffende Massagegriffe besonders gut ansprechen. Für Berufstätige, die viel sitzen müssen, bringt das Massieren der hier liegenden Lendenwirbel und des überstrapazierten Steißbeins besondere Entspannung. Und damit gute Laune.

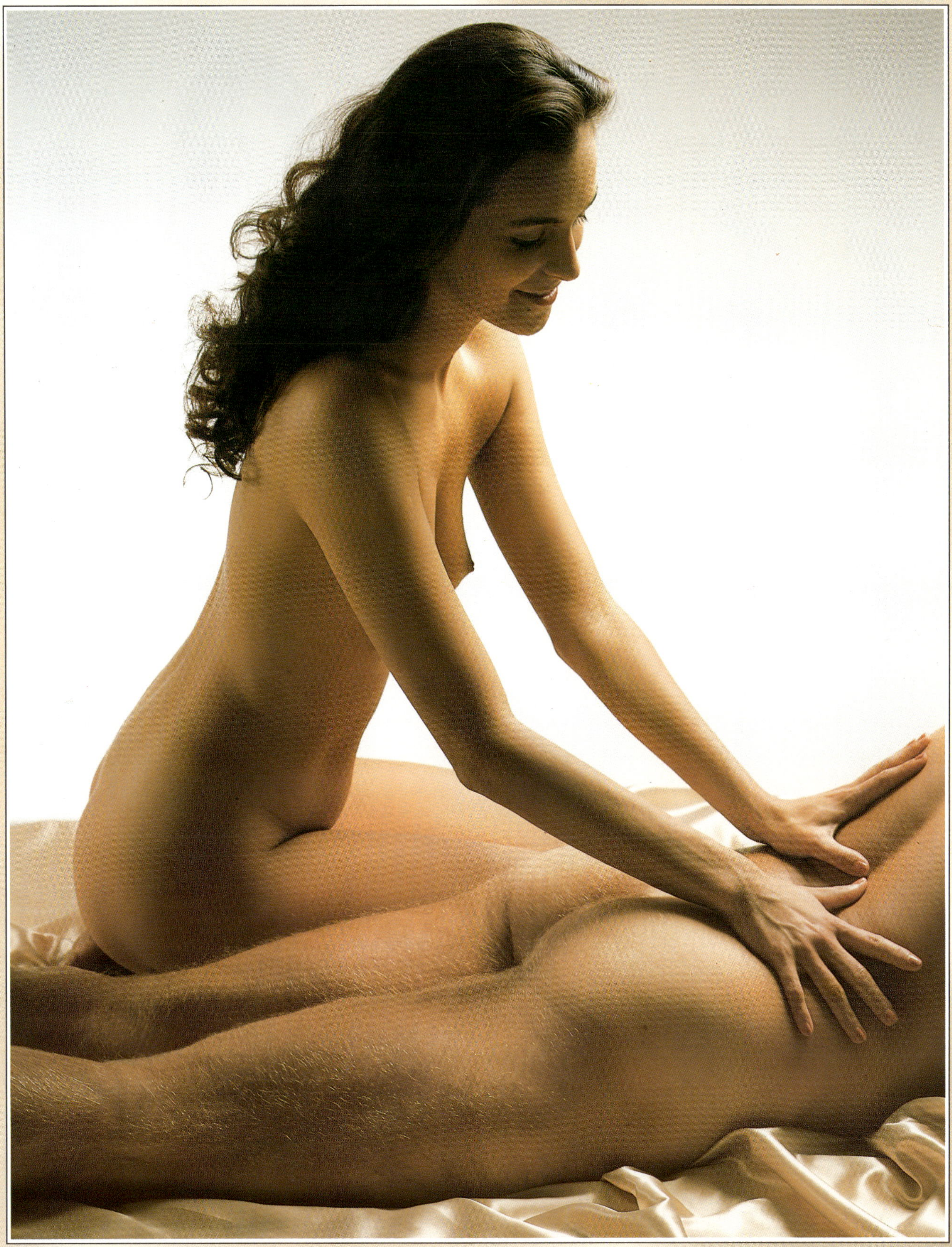

Ihr Partner liegt jetzt auf dem Bauch. Ölen oder cremen Sie Ihre Hände reichlich ein, und beginnen Sie zum Auftakt mit großzügigen, breitflächigen Streichbewegungen von den Knöcheln an aufwärts. Umgreifen Sie mit beiden Händen Waden und Oberschenkel (Abbildung ▽), und strei-

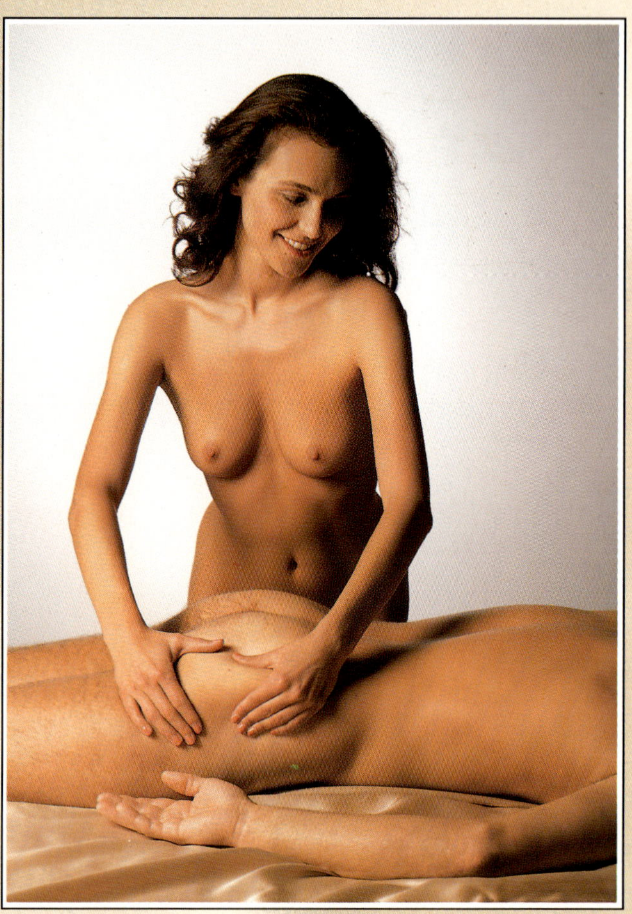

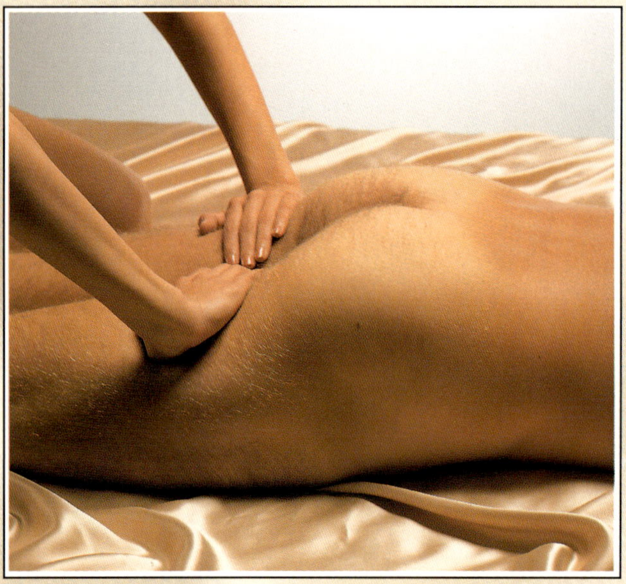

chen Sie dann sanft wieder zurück bis zu den Fersen. Der Druck bei der Aufwärtsbewegung darf kräftig und energisch ausfallen, das Zurückgleiten sollte sehr viel zarter sein.

Jetzt kommt die eigentliche Massage des Pos an die Reihe. Wenn Sie diesen Teil der Partnermassage im Stehen durchführen, massieren Sie jetzt von oben in der Höhe des Pos (Abbildung △). Massieren Sie auf dem Boden, knien Sie zwischen oder über den Beinen Ihres Partners (Abbildung ◁).

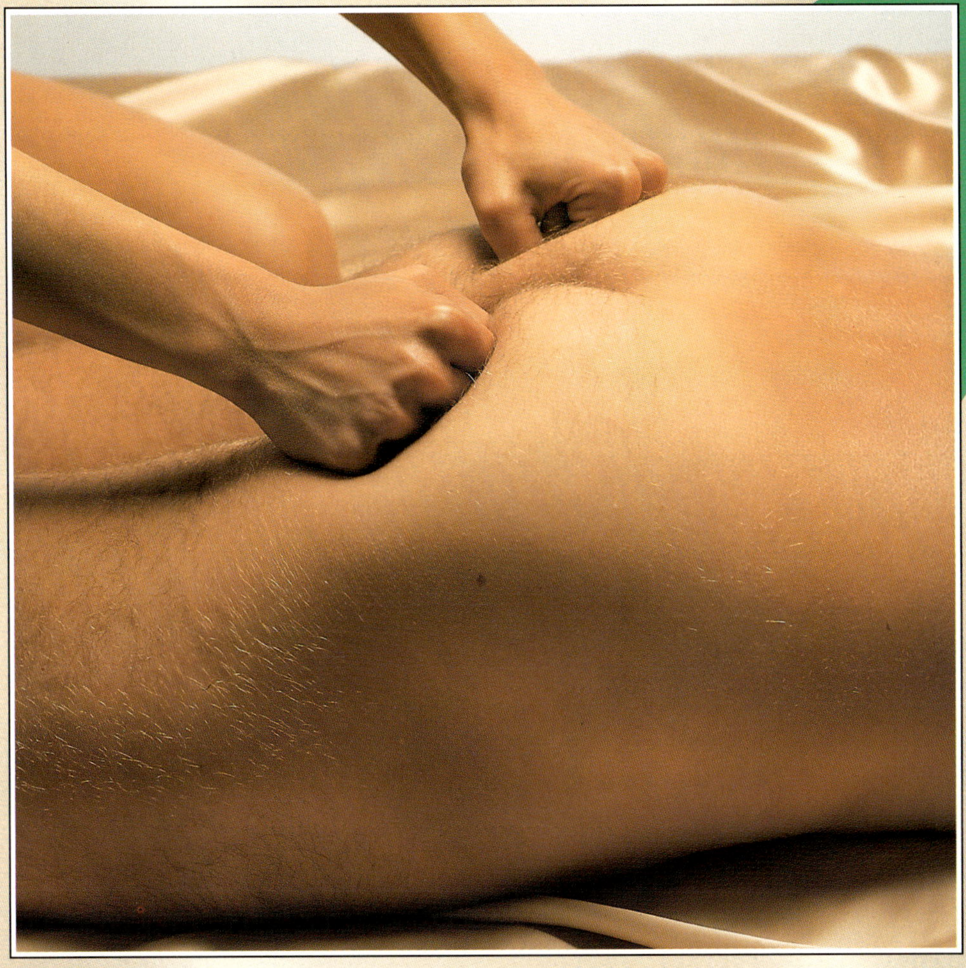

Nun können Sie all Ihre Energie einbringen, denn die fleischigen Pobacken vertragen einiges, empfinden kräftiges Kneten, Hakken und Klopfen als äußerst angenehm. Je fülliger der Po ist, desto kräftiger dürfen Sie massieren. Ballen Sie Ihre Hände zu Fäusten, und kneten Sie damit jedes Stück durch. Um den Durchblutungseffekt zu erhöhen, können Sie Ihre Fäuste auch auf der Stelle drehen, das heißt locker aus dem Handgelenk von links nach rechts und umgekehrt.

Eine weitere Steigerung ist die Klopfmassage mit den Handrücken (Abbildung ▷), die – wenn Sie kein Stückchen Haut auslassen – ungeahnte Wonnen beschert. Wärme, Wärme überall . . . Legen Sie dann eine Hand breitflächig auf eine Seite des Pos, legen Sie die andere darüber (Abbildung ▽), und lassen Sie die beiden Handflächen in kreisenden Bewegungen über den Po gleiten, hoch bis zur Taille und bis zum Ansatz der Oberschenkel. Lediglich an den Hüften sollte der Druck etwas behutsamer ausfallen, da hier viele Menschen empfindlich sind.

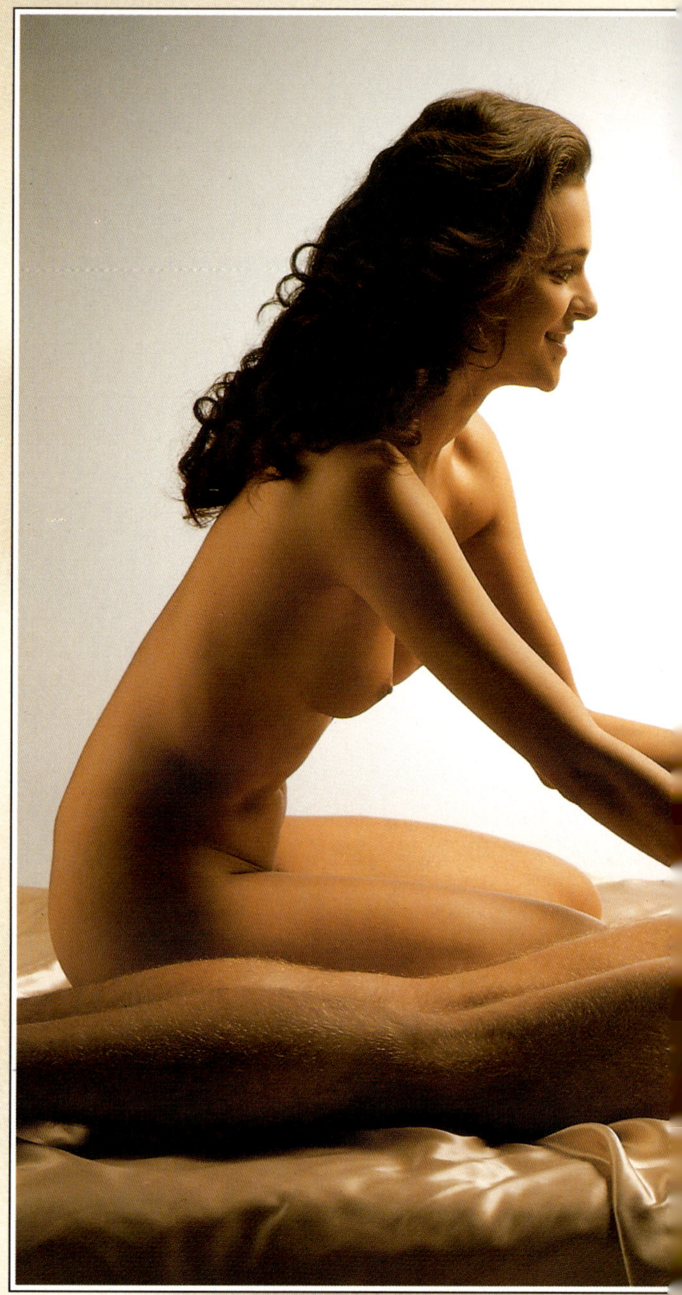

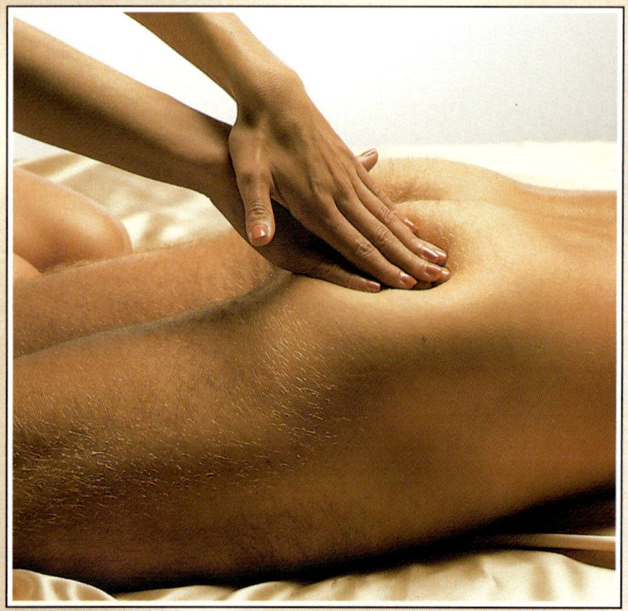

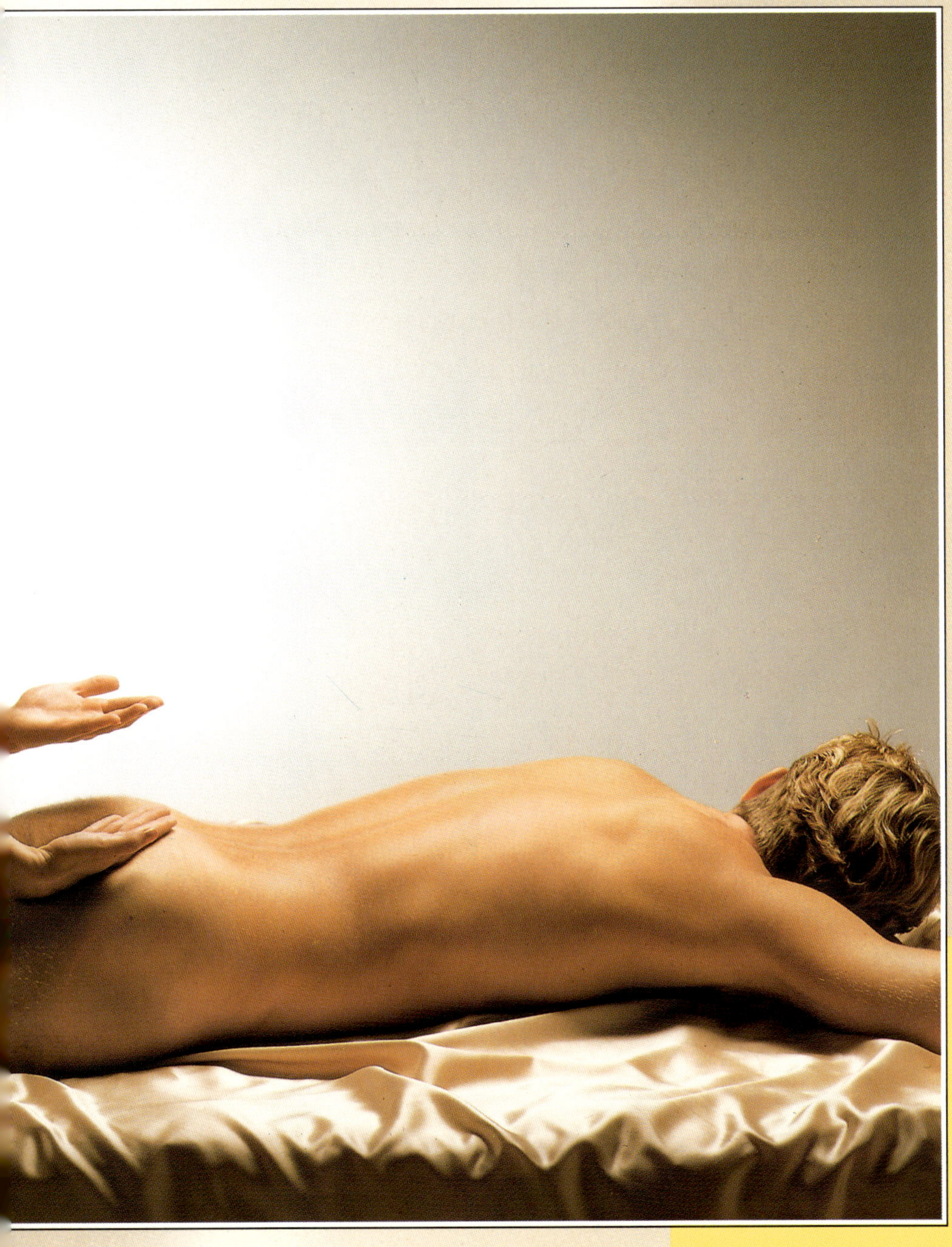

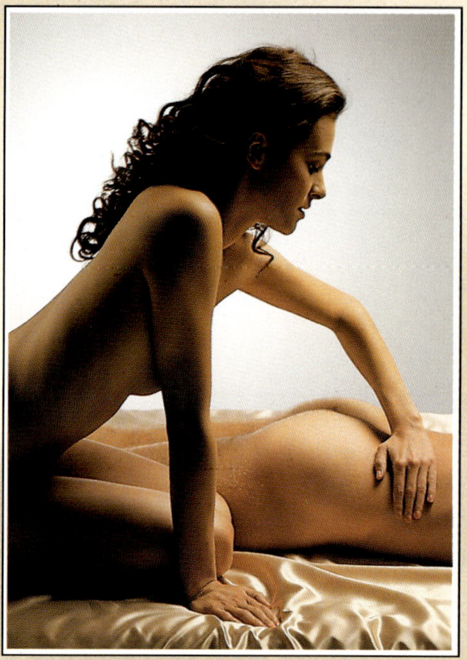

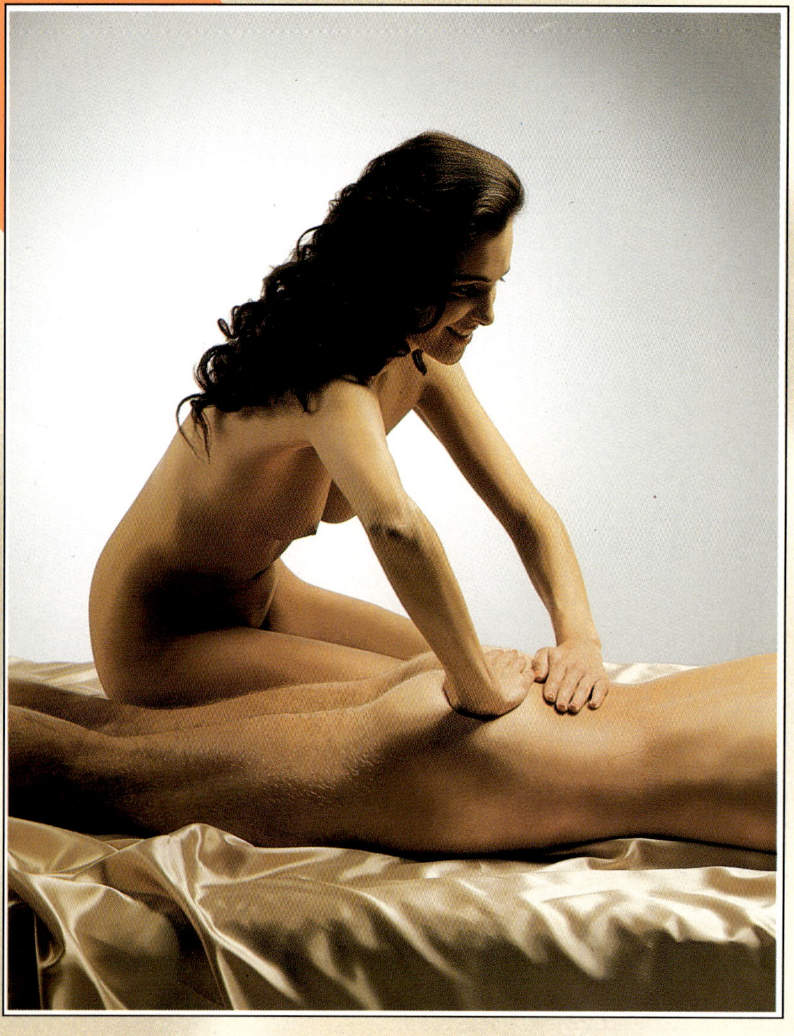

Streichen Sie, bevor Sie die Taille massieren, abschließend die beiden Pobacken von der Mitte bis hin zu den Körperseiten aus (Abbildung ◁), wobei Ihre beiden Hände in entgegengesetzter Richtung massieren. Das stimuliert die Durchblutung zusätzlich. Für die Massage der Taille machen Sie Ihre Hände ganz offen und breit und streichen in ruhigen, rhythmischen Bewegungen von der linken zur rechten Taillenseite. Hin mit der Handinnenfläche (Abbildung △), zurück mit dem Handrücken (Abbildung ◿). Wenn Ihre Partnerin oder Ihr Partner es erträgt, weil er nicht kitzlig und seine Taille geschmeidig genug ist, können Sie Taille und Hüften mit kleinen kreisenden Bewegungen (Abbildung ▷) energisch durchkneten und abschließend – zur Beruhigung – ausstreichen: immer von der Mitte aus zu den Seiten hin.

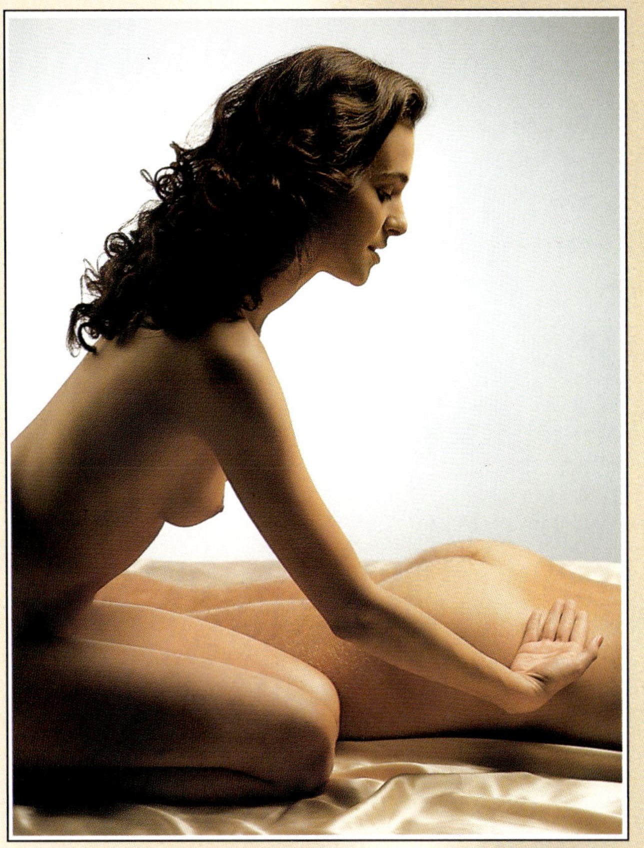

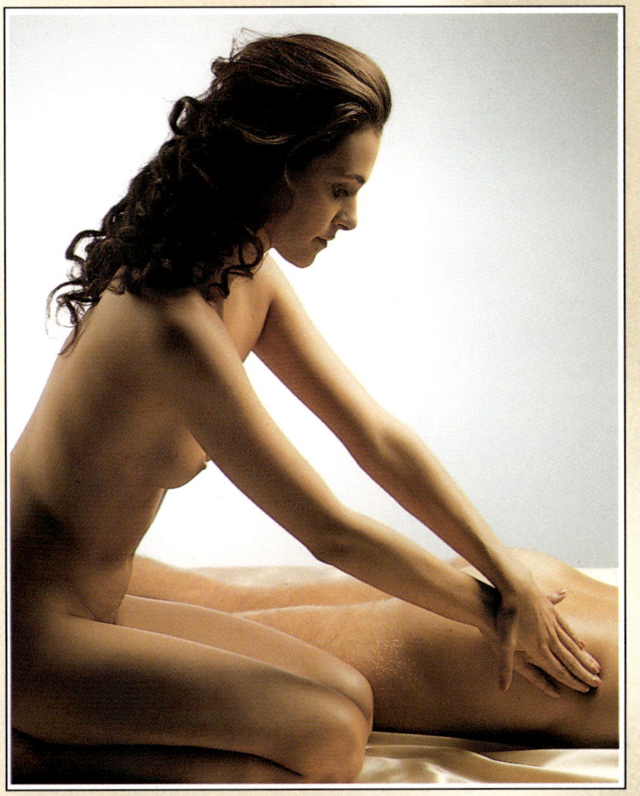

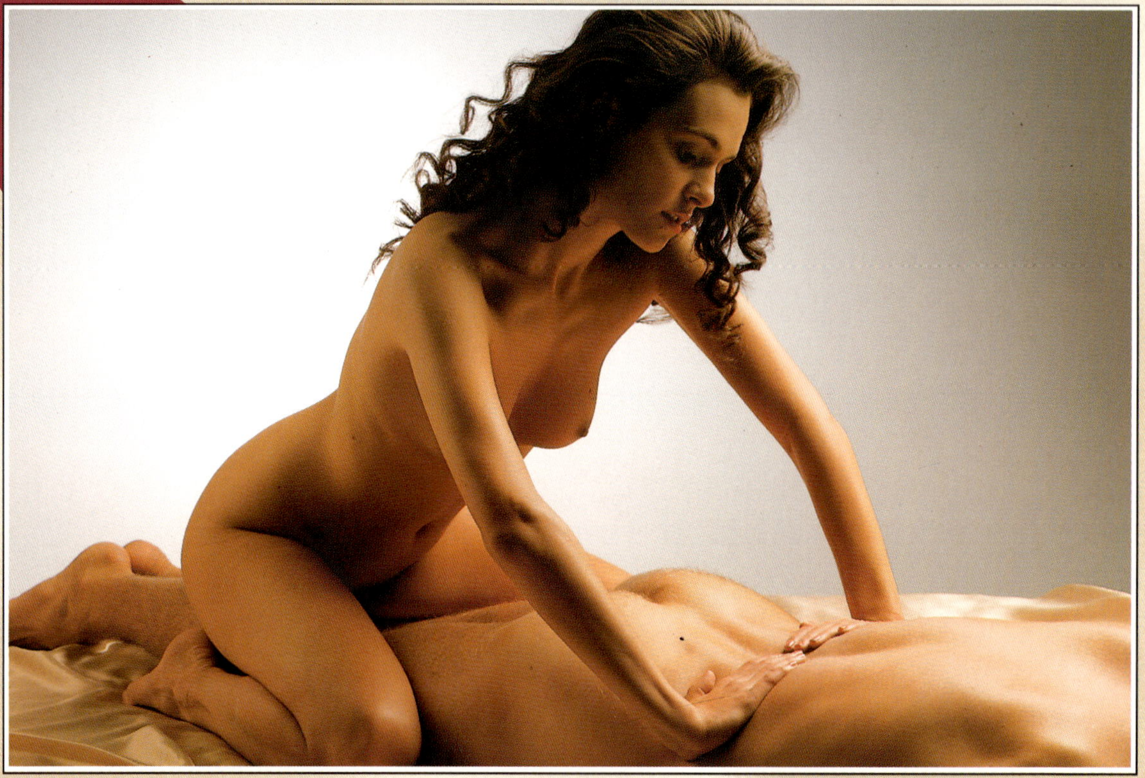

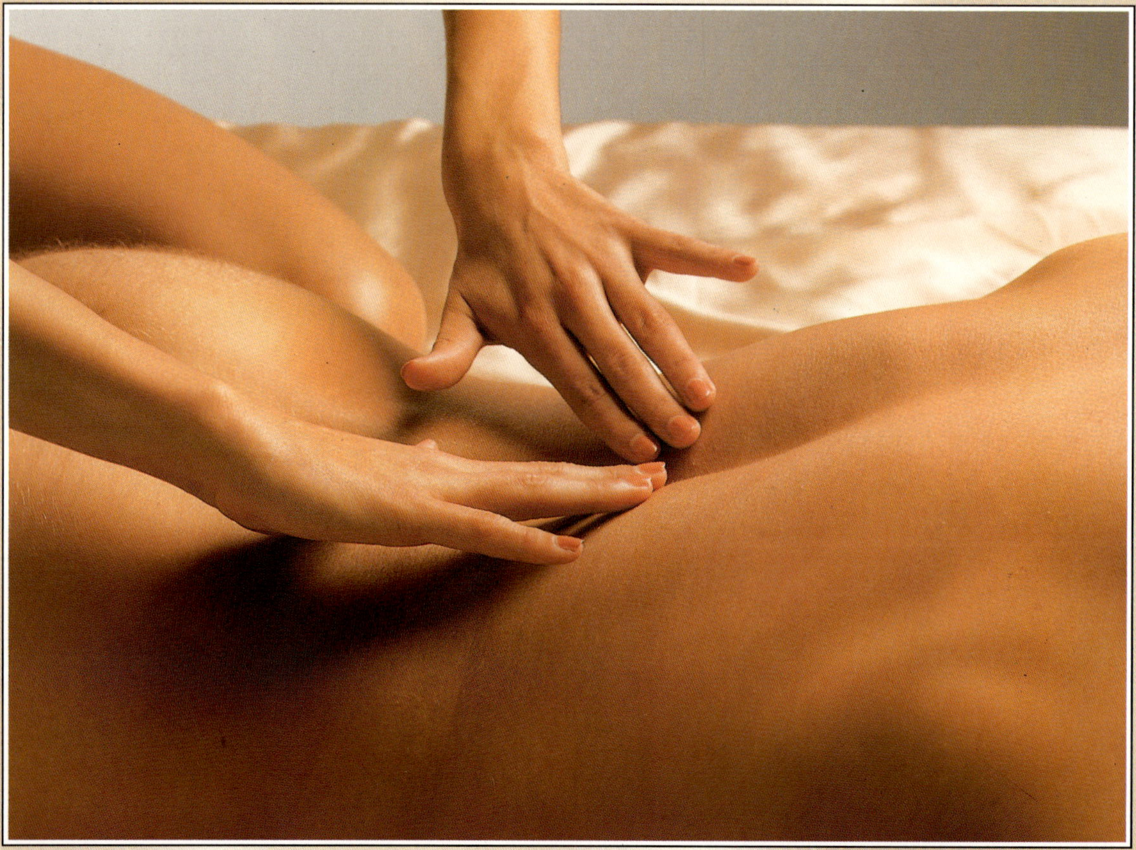

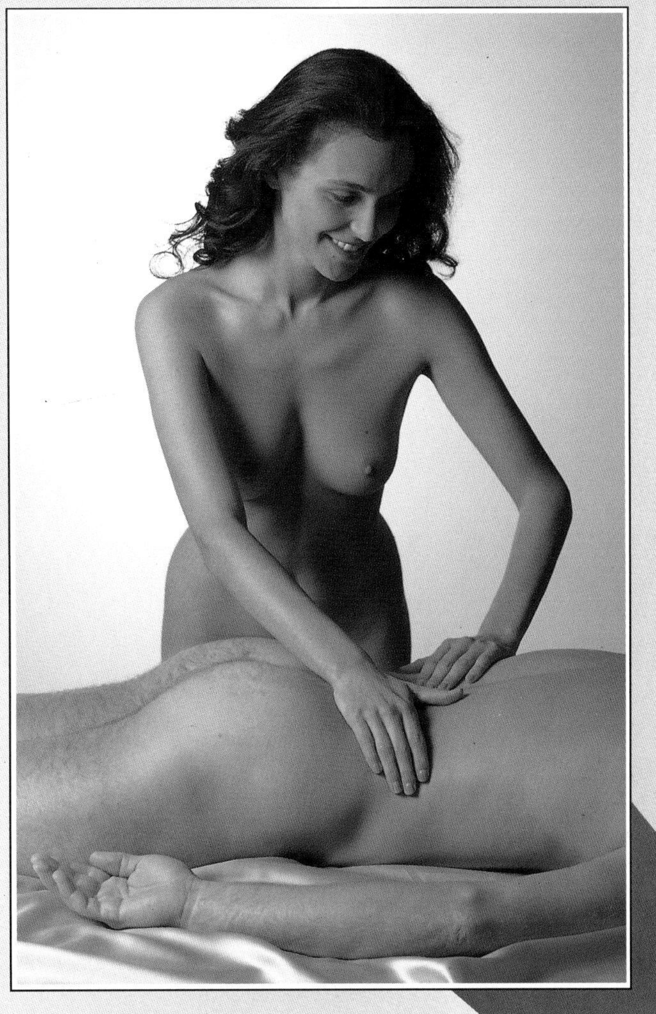

Bevor Sie jetzt mit der eigentlichen Rückenmassage beginnen, dürfen Sie Ihre Hände noch einmal sehr großzügig einölen, denn hier ist gute Gleitfähigkeit besonders gefragt.
Ihr Partner kann – je nach Lust – den Kopf auf seine verschränkten Arme vor sich legen oder, wenn er die Arme lieber seitlich entspannt hinlegen möchte, sein Gesicht direkt auflegen, entweder mit nach links oder nach rechts gewendetem Kopf.
Sie knien jetzt mit gespreizten Beinen über den Beinen Ihres Partners – falls Sie im Stehen massieren, stellen Sie sich neben seinen Rükken (Abbildung ◁) – und „schieben“ mit kräftigen Bewegungen seinen Rücken „nach oben“, das heißt, Sie massieren energisch und mit Druck am Steißbein beginnend bis hin zu den Halswirbeln mit breit geöffneten Handflächen die gesamte Fläche seines Rükkens (Abbildung ◁◁). Beim Zurückgleiten legen Sie Ihre Finger in die „Rinne“ neben der Wirbelsäule und drükken sie ganz sanft (Abbildung △△).

Dann streichen Sie die Wirbelsäule hinauf, indem Sie – wie auch schon bei den anderen Übungen der Partnermassage – die eine Hand über die andere legen. Sie tasten Wirbel für Wirbel ab und stimulieren sie durch verstärkten Druck. Auf dem „Rückweg" von den oberen Halswirbeln zum Steißbein lassen Sie Ihre Hände breitflächig nach unten gleiten. Hiervon profitieren besonders die parallel zur Wirbelsäule verlaufenden langen Muskeln, die sogenannten Rumpfstrecker.

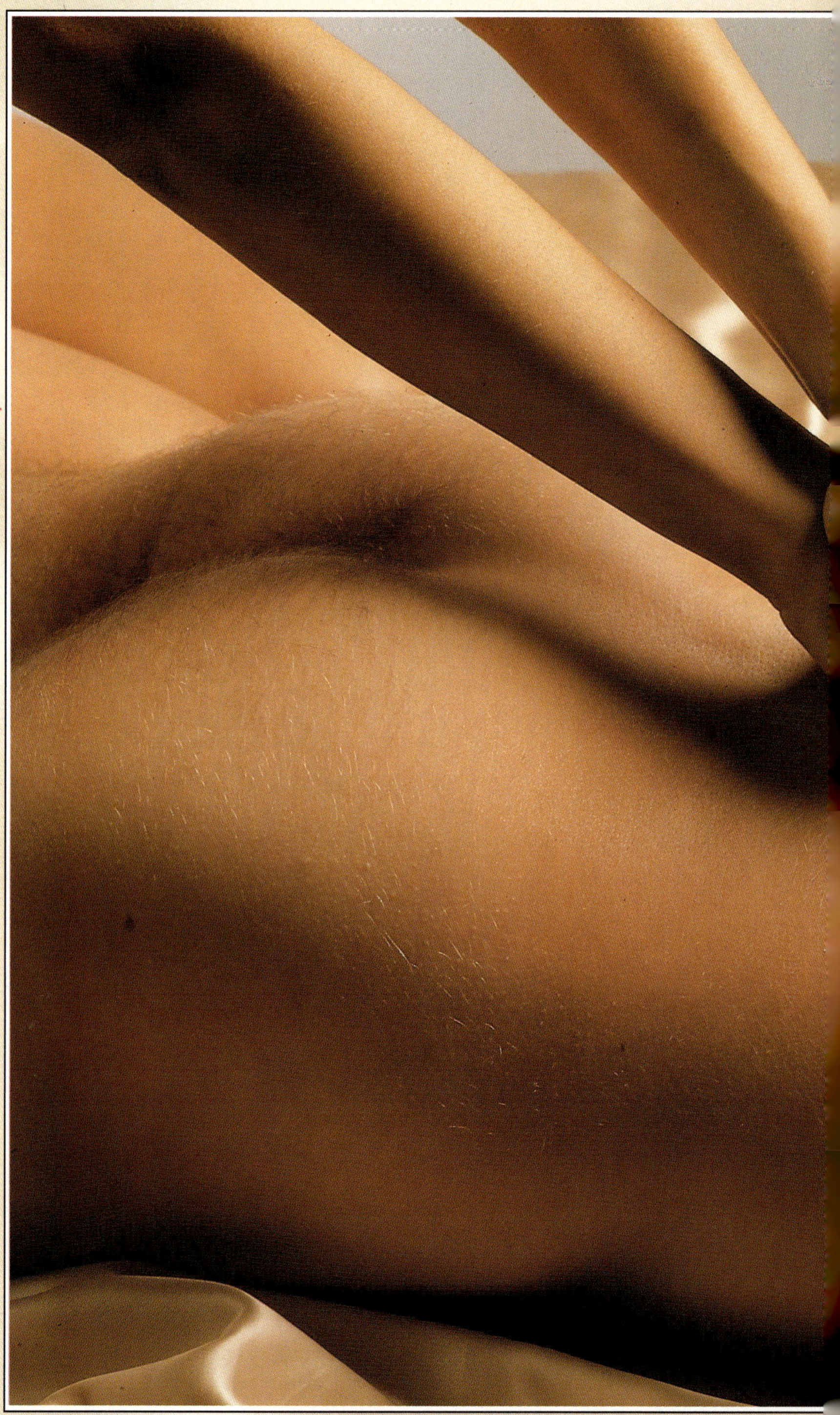

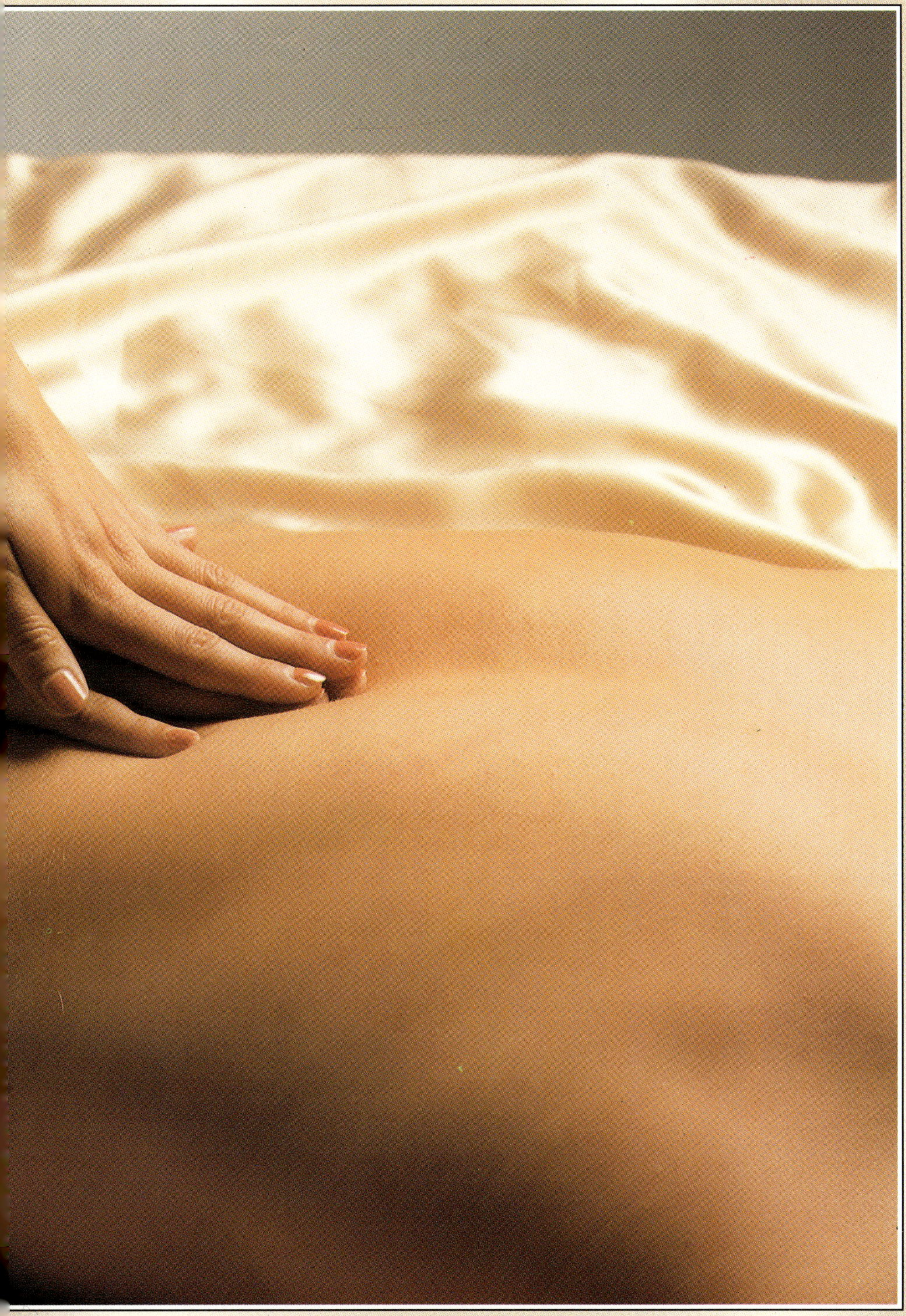

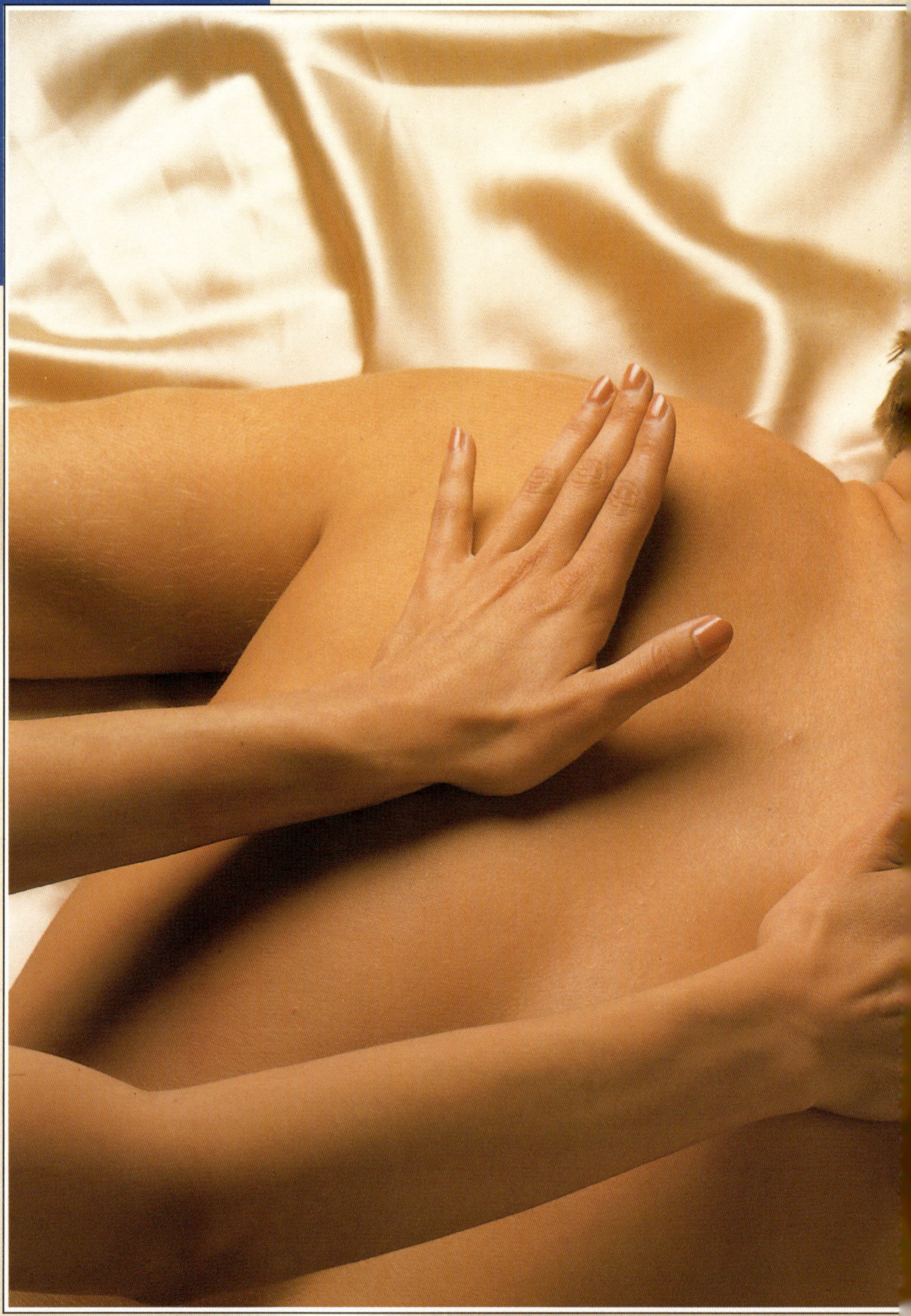

„Kippen" Sie jetzt Ihre Handgelenke, und streichen Sie die Schulterblätter bogenförmig von der Mitte zu den Schultern bis zur Außenseite aus.

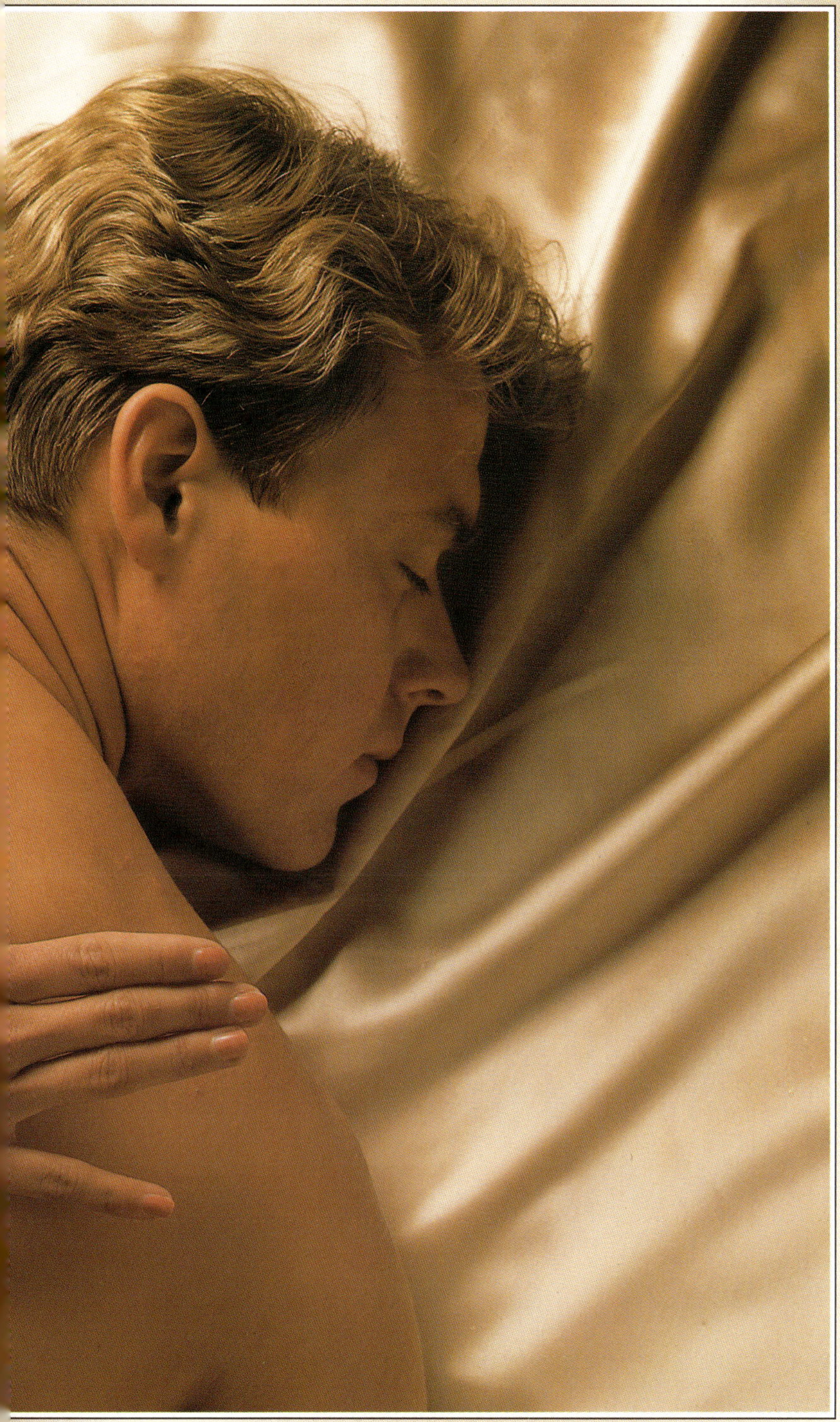

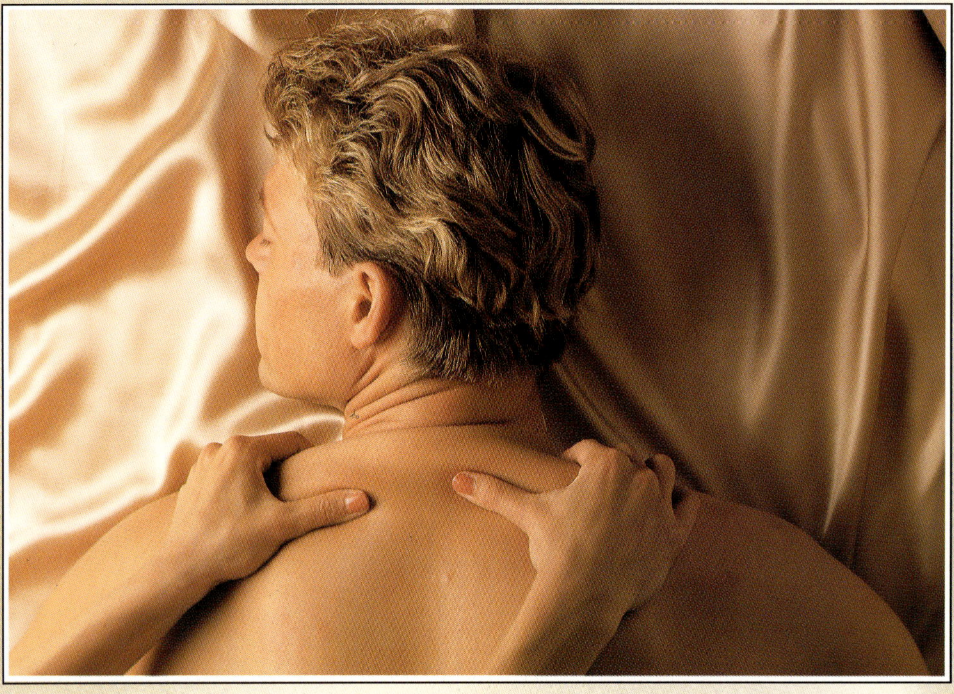

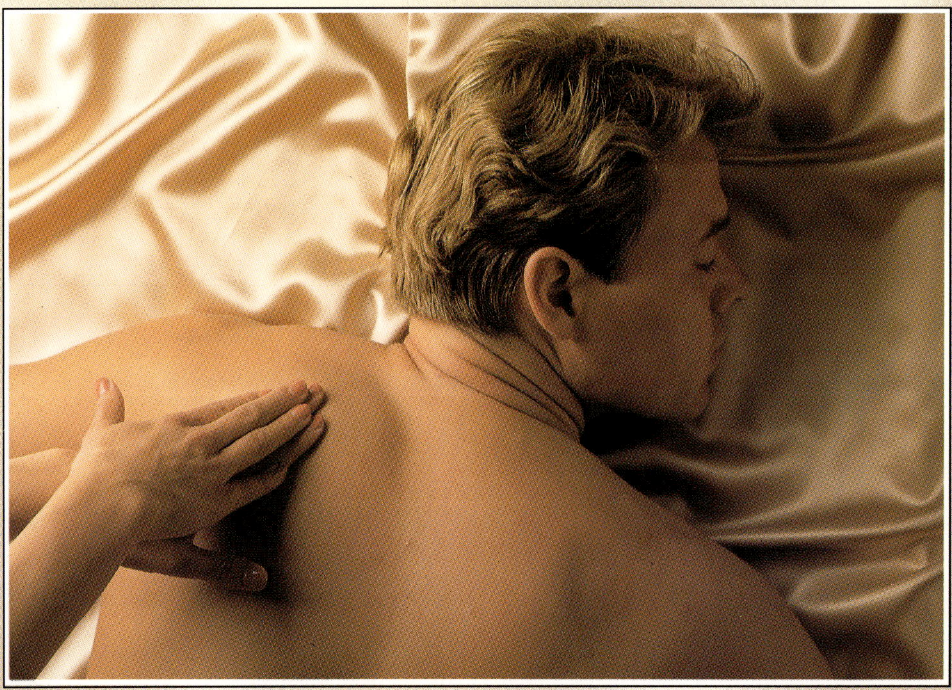

Anschließend vermittelt das Kneten der Muskeln von den Schultern hoch zu Nakken und Hals besondere Entspannung (Abbildung ◁). Nicht nur Menschen mit dem sogenannten Schulter-Nacken-Syndrom, die unter schmerzhaften Verspannungen an dieser Stelle leiden, genießen diese Griffe ganz besonders. Lassen Sie dann Ihre Handflächen – entweder wieder eine über der anderen (Abbildung ▷) oder jeweils eine auf jedem Schulterblatt – kreisen. Ertasten Sie vorsichtig mit den Fingerkuppen die um die Schulterblätter herum angeordneten Muskeln mit den Fingerkuppen. Apropos Fingerkuppen: Je kürzer Sie Ihre Fingernägel halten, desto mehr wird sich Ihr Partner entspannen können. Lange Krallen bringen mehr Frust denn Lust!

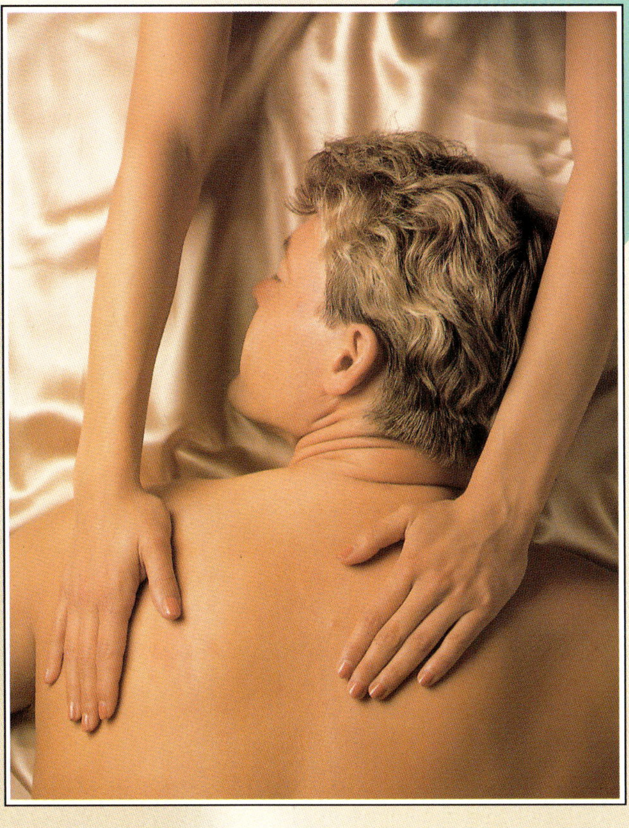

Dies gilt ganz besonders auch für die nächste Übung, die Fingerspitzengefühl verlangt: Kraulen Sie den Rükken Ihres Partners so, als ob Sie Wellen durch Sand oder Wasser ziehen würden. Beginnen Sie an Nacken und Schultern, und „wühlen" Sie die gesamte Rückenfläche bis hin zum Po auf, das heißt, Sie lassen Ihre Finger wellenartig – leicht gespreizt oder geschlossen – von oben nach unten über seine Haut gleiten (Abbildung △). Bei der Aufwärtsbewegung können Sie die einzelnen Wirbel abtasten und auch die Form der Wirbelsäule nachempfinden (Abbildung ▷).

Bitten Sie bei dieser Gelegenheit Ihren Partner, daß er seinen Kopf auf die Seite legt, damit er keine Genickstarre bekommt.

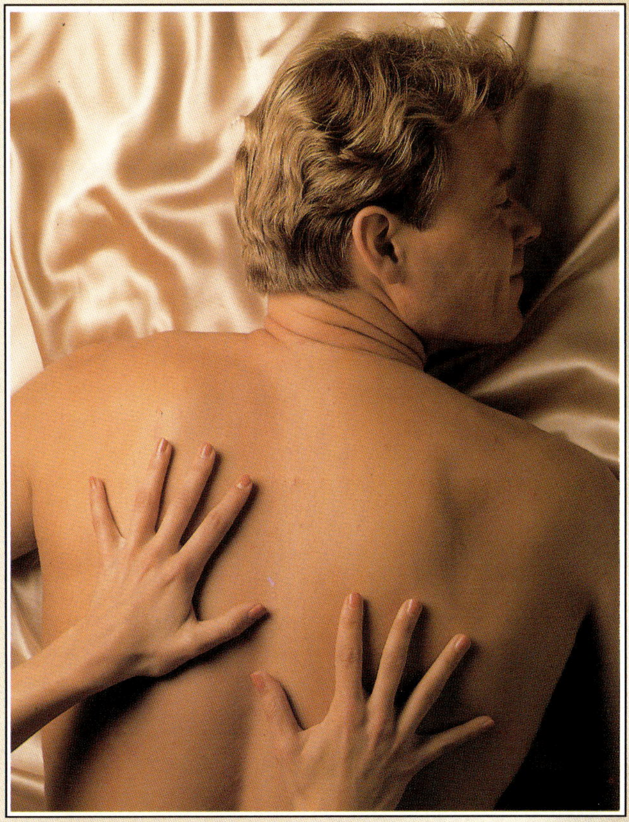

Für den nächsten Massagegriff wechseln am besten Sie selbst Ihre Position. Wenn Sie auf einer richtigen Massagebank massieren, stellen Sie sich hinter den Kopf Ihres Partners. Wenn Sie auf dem Boden oder auf einer Couch massieren, knien Sie sich hinter seinen Kopf. In dieser Position können Sie Ihre ganze Energie einsetzen, um zwischen Fingern und Daumen die Muskeln kräftig durchzukneten, die sich vom Nacken zu den Schultern hinziehen – und zwar jeweils eine Seite mit beiden Händen (Abbildung ▷). Massieren Sie beide Seiten gleichzeitig (Abbildung ◸), knien Sie besser wieder über den Beinen des Partners.

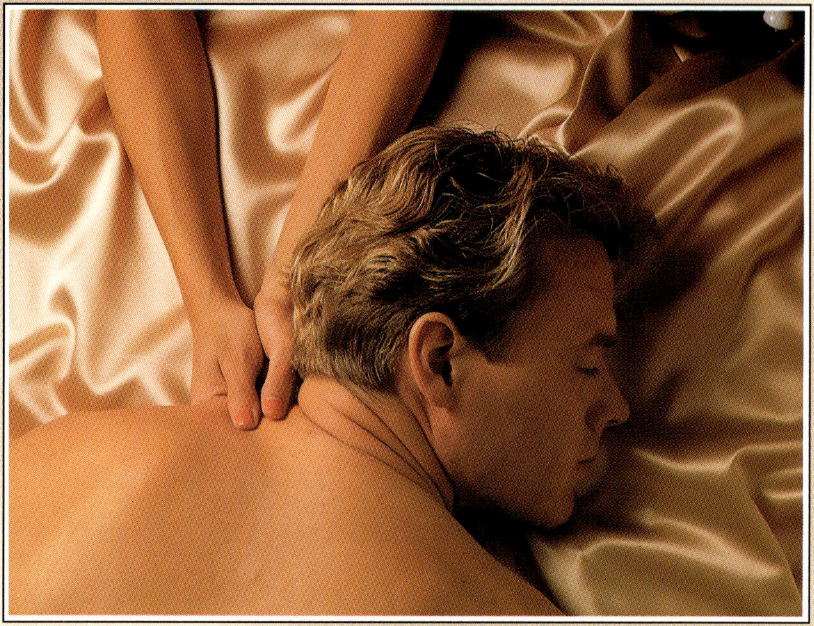

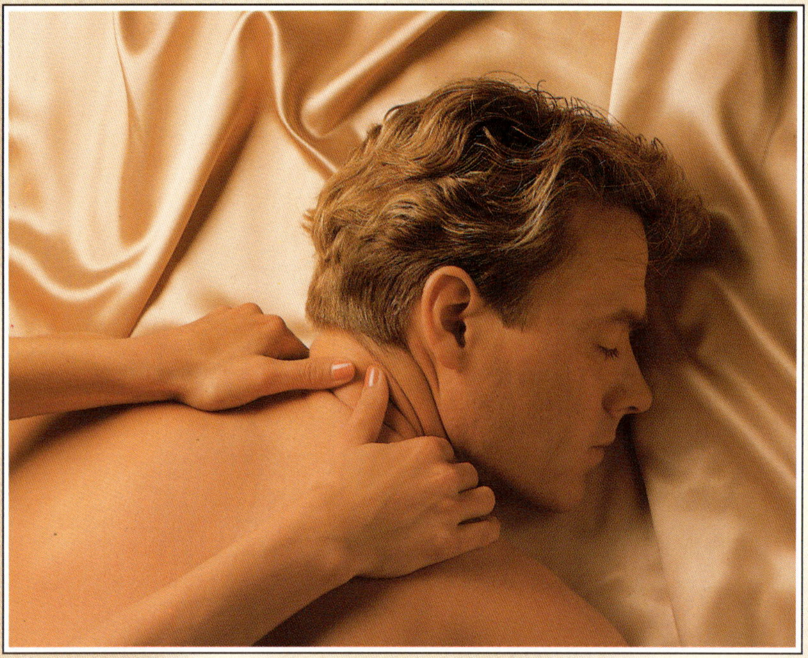

Da in diesem Bereich oft die größten und schmerzhaftesten Verspannungen liegen, sollten Sie Ihren Partner fragen, ob Sie diese Griffe wiederholen können. Je länger er sie aushält, desto besser wird er sich fühlen.

Aus dieser Position heraus lassen sich die abschließenden ausstreichenden Bewegungen der Rückenmassage wunderbar entspannend auch für den „Gebenden" gestalten: Sie streichen mit großzügig-breitflächigen Bewegungen von Nacken und Schultern bis hin zu Taille und Po, soweit Ihre Arme und Ihre eigene Beweglichkeit reichen, und wieder zurück.

Dann lassen Sie – wie nach jedem Teil der Partnermassage – Ihre warmen Handflächen ein paar Sekunden auf dem Rücken Ihres Partners liegen (Abbildung ▷). Lassen Sie die Energie überströmen . . .

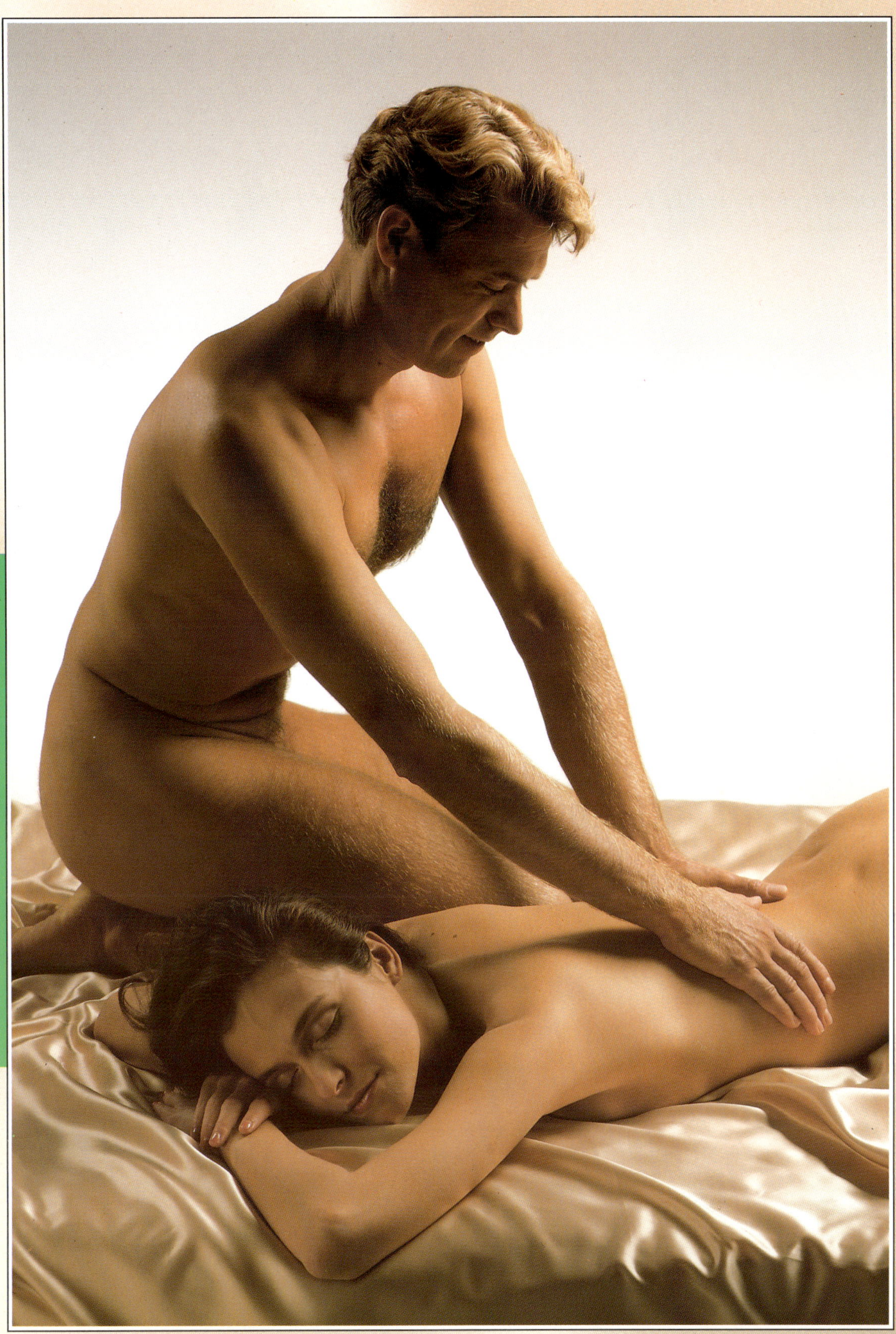

Massage kann der Auftakt sein . . .

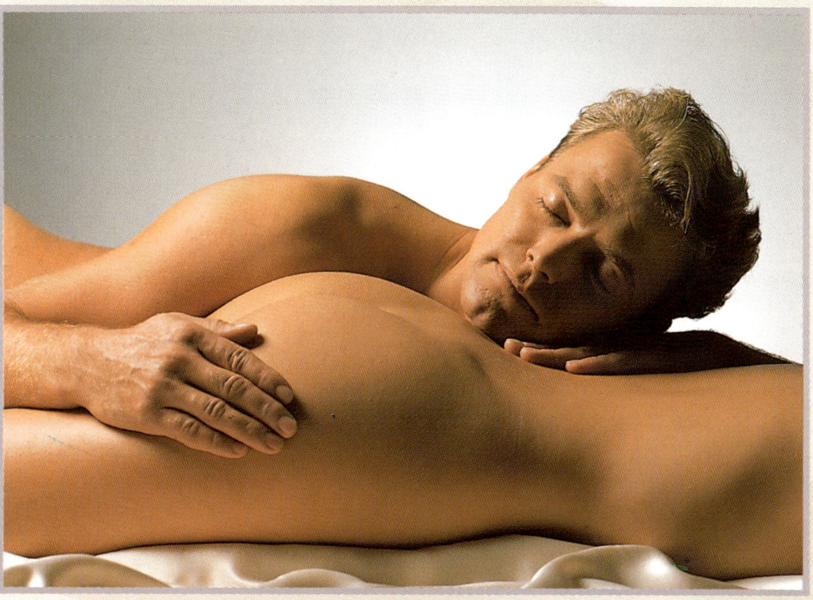

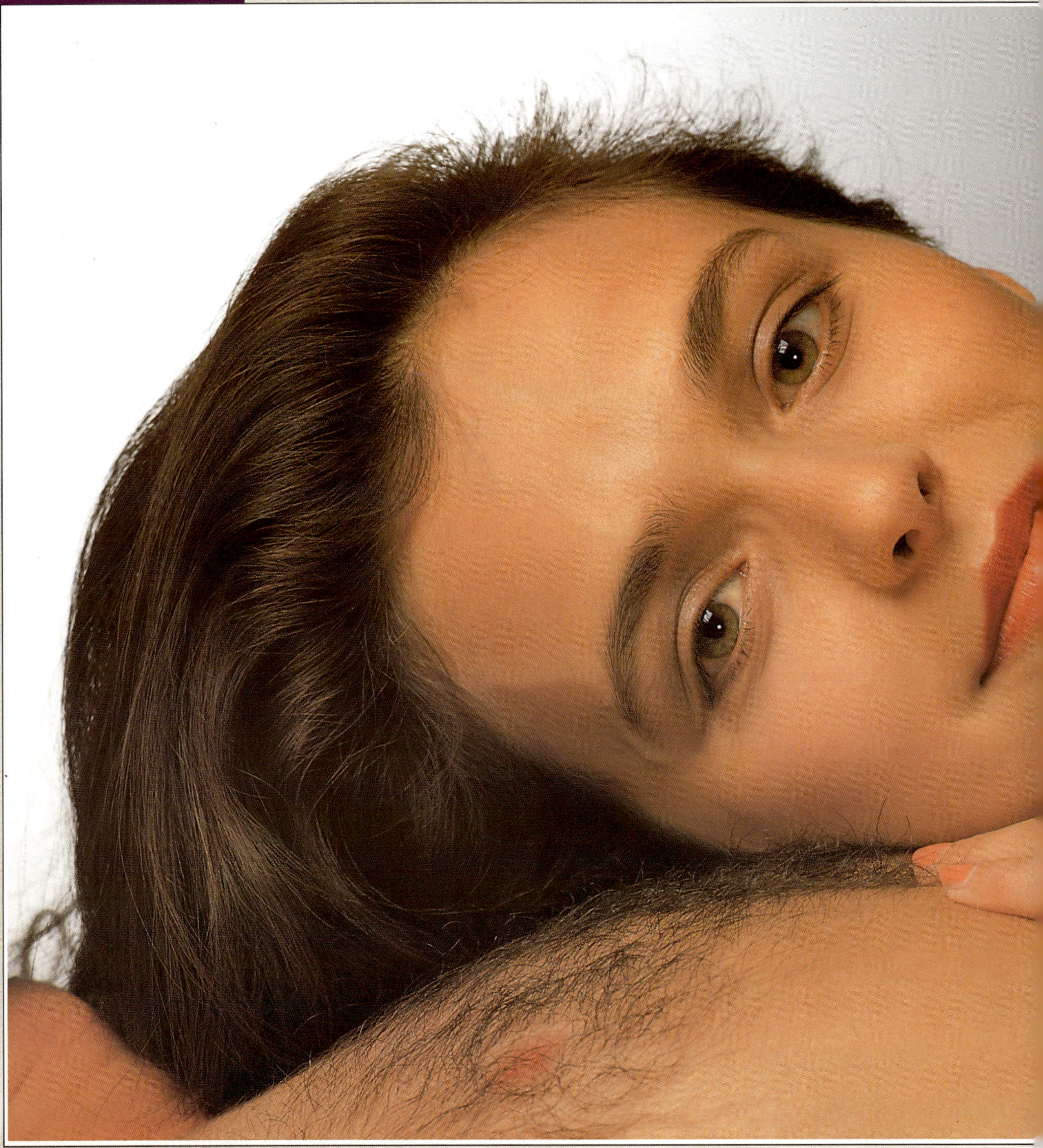

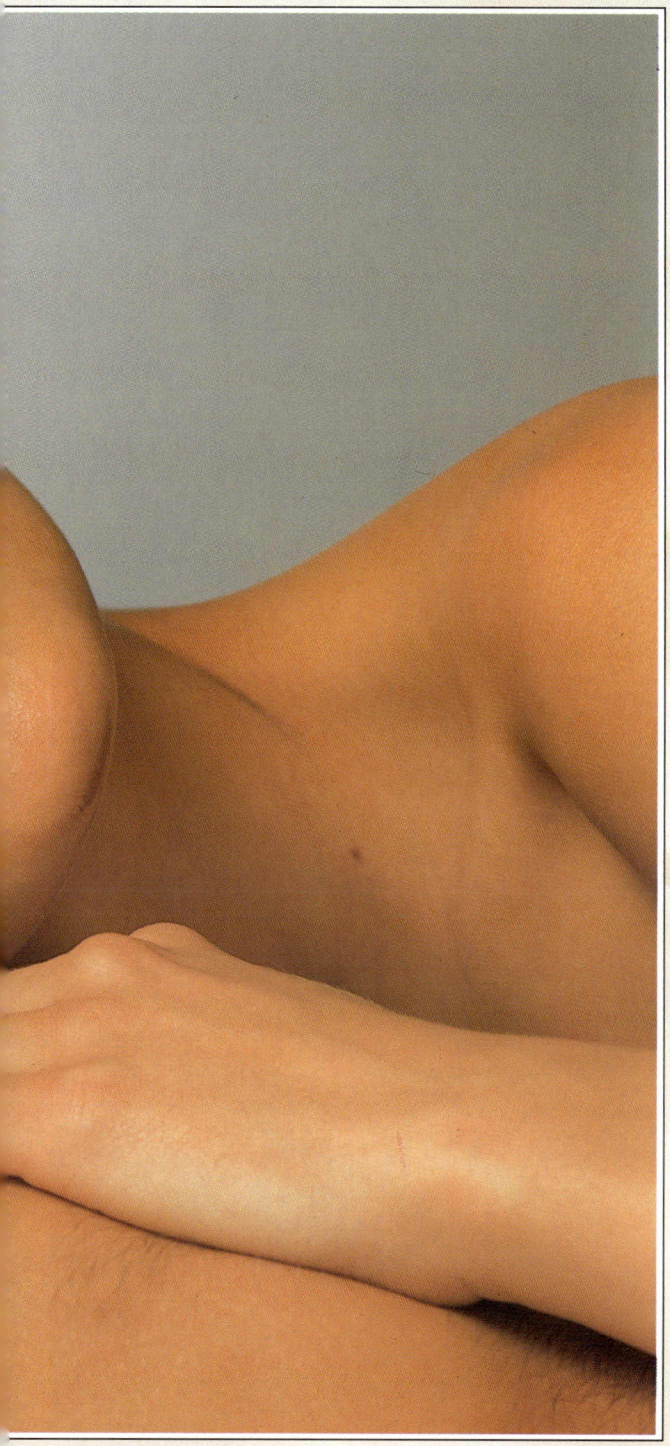

Wie Sie in den letzten Kapiteln gesehen und gelesen haben, gibt es bei der Partnermassage keine starren Regeln oder fest vorgeschriebene Griffe, die unbedingt eingehalten werden müssen, dafür jede Menge Anregungen und Tips. Doch Partnermassage, das bedeutet zuallererst immer, sich auf den Partner einzustellen, auf den seelischen und körperlichen Zustand, in dem er sich gerade befindet, einzugehen, auf seine Bedürfnisse, seine Schwächen und Stärken. Mit allen Sinnen hineinhorchen in den anderen, im doppelten Sinne des Wortes Fingerspitzengefühl anwenden, Wohlbehagen vermitteln, Entspannung bringen, Spaß machen und – je nachdem – die Lust auf „mehr" stimulieren –, all dies ist Partnermassage.

Auftakt und Ziel einer liebevollen und zärtlichen Partnermassage ist es zunächst, die Spuren des Alltags, eines Tages voller Streß, Ärger und Frust aus Gesicht und Körper des Partners sozusagen „wegzuwischen". Ihm wieder Lust zu machen, Lust auf Leben, Lust auf Entspannung, Lust auf Vitalität und Lust auf Genuß. Denn die Partnermassage gibt Freiheit. Die Freiheit zu fühlen, den Verstand abzuschalten und sich den Empfindungen des Körpers hinzugeben und – vor allem – die Freiheit, sich von sexuellen Tabus und alten Rollenklischees zu lösen. Von eingefahrenen Verhaltensmustern und Gewohnheiten, die zur Routine erstarrt sind und Monotonie erzeugen. Die Freiheit auch, mit dem Partner über die eigenen Bedürfnisse und Wünsche zu sprechen, darüber, was einem körperlich Spaß macht, wo und wie man am liebsten gestreichelt wird, was einem guttut.

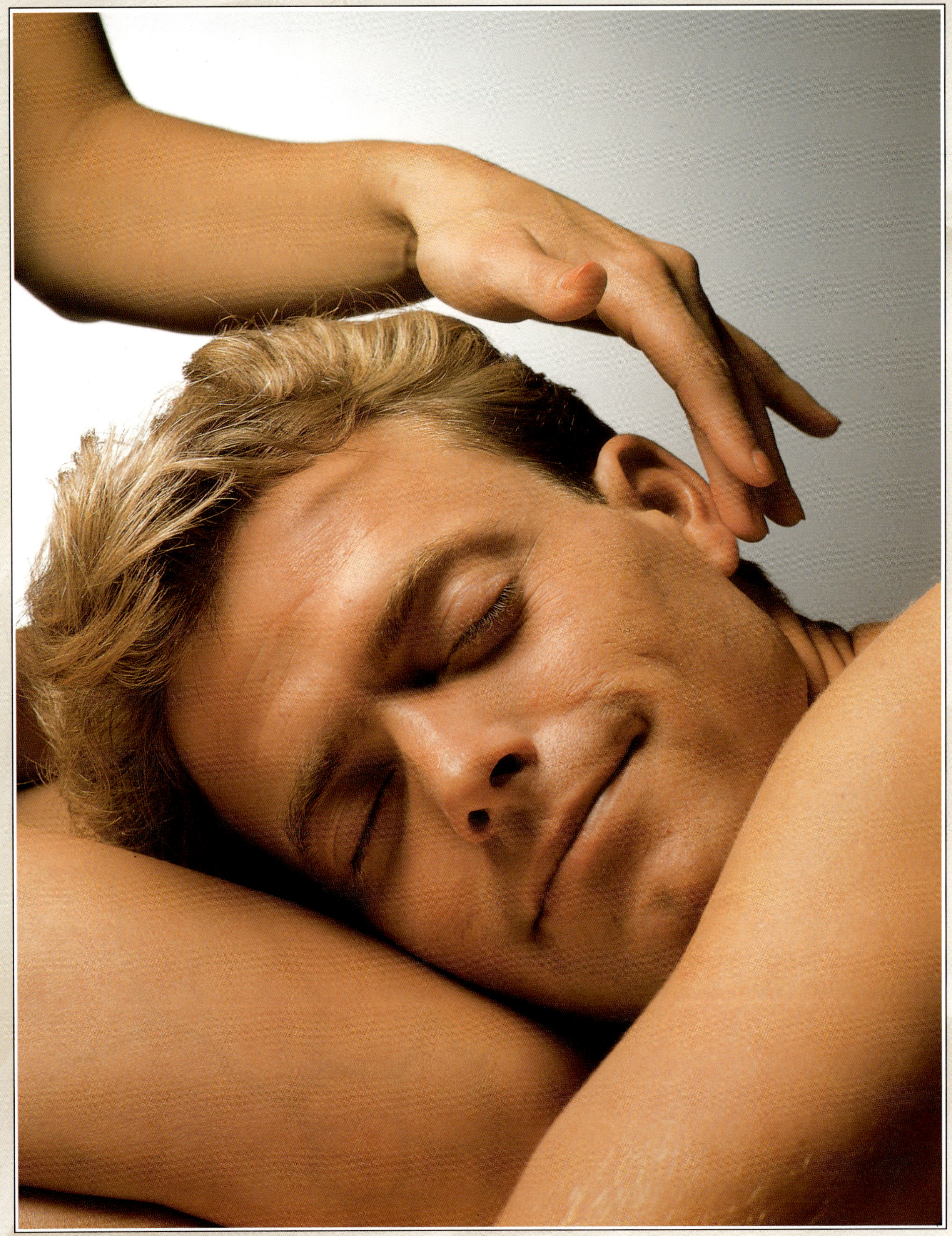

Welche Situation wäre besser dafür geeignet als die Partnermassage: Beide Partner sind in bester Stimmung, fühlen sich entspannt wie selten. Vertrauensvolle Hingabe und die Bereitschaft, auf den anderen einzugehen, schaffen eine Intimität, wie sie in dieser Natürlichkeit und Unbefangenheit nicht oft im Alltag entsteht.

Sie haben Ihren Partner dazu aufgefordert, seine Lustgefühle auch mit Lauten oder Worten zu äußern. Er weiß, daß er sich nicht zu genieren braucht, wenn er vor Wonne gurrt oder stöhnt oder wenn er durch die Streicheleinheiten sexuell erregt wird.

Nicht von ungefähr habe ich ganz zu Anfang dieses Buches so betont, daß sich sehr viel mehr Frauen und Männer Streicheleinheiten gönnen würden, wenn sie nicht die – falsche – Befürchtung hätten, sie müßten sich für dieses Geschenk umgehend revanchieren. Der noch immer in vielen Menschen vorherrschende Gedanke vom sexuellen Leistungsdruck, vom Zwang zum „Liebe machen", sobald man sich körperlich nahe kommt, läßt sie oft auf Genüsse verzichten, die allein erst das Leben lebenswert machen. Nämlich Zärtlichkeit, Hautkontakt, Nähe und Wärme. Doch Partnermassage ist keine Orgasmusakrobatik, sie ist nicht zwangsweise die Einleitung zum Liebesakt. Aber – und das ist das Beglückende und Wunderschöne daran – sie kann es sein . . .

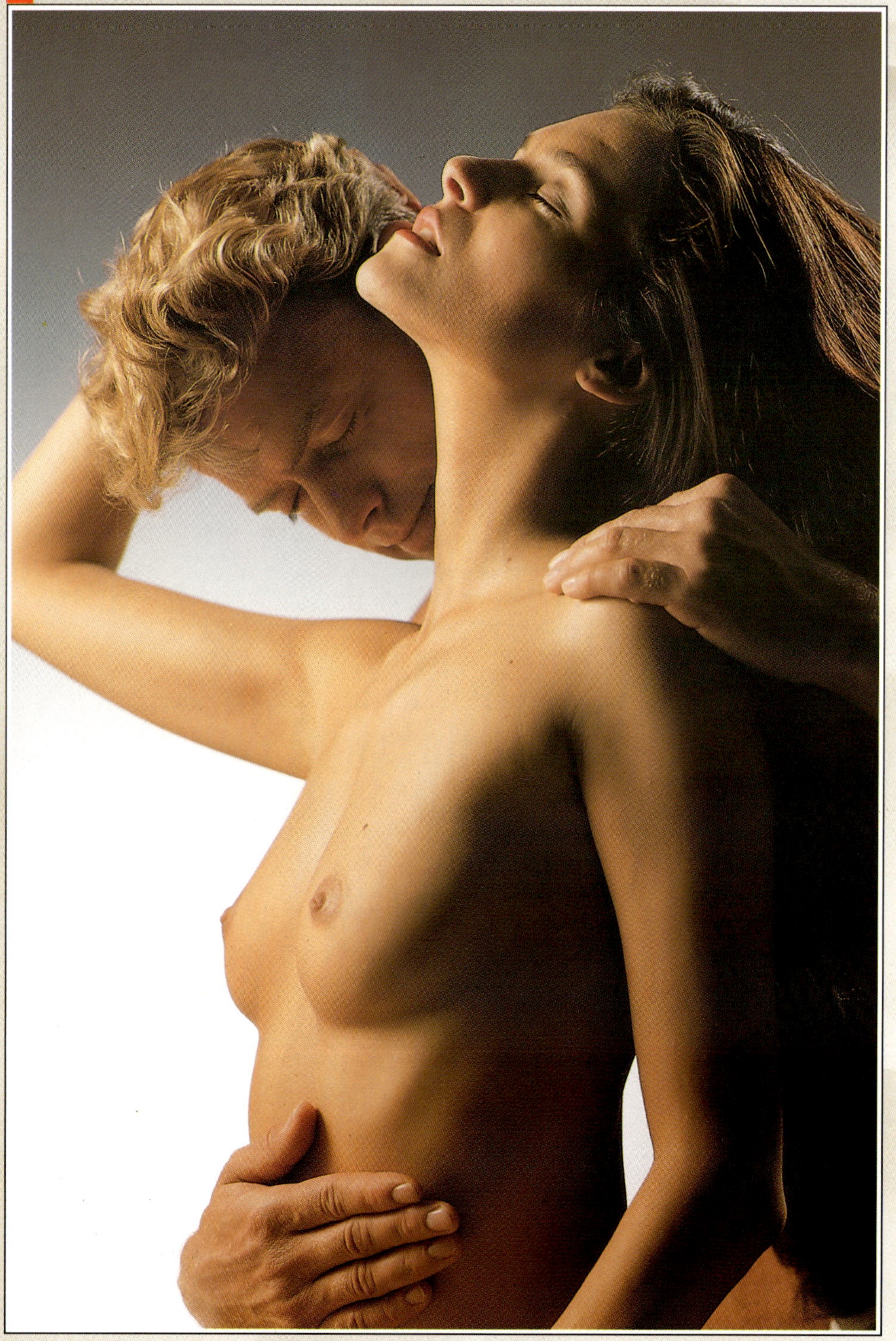

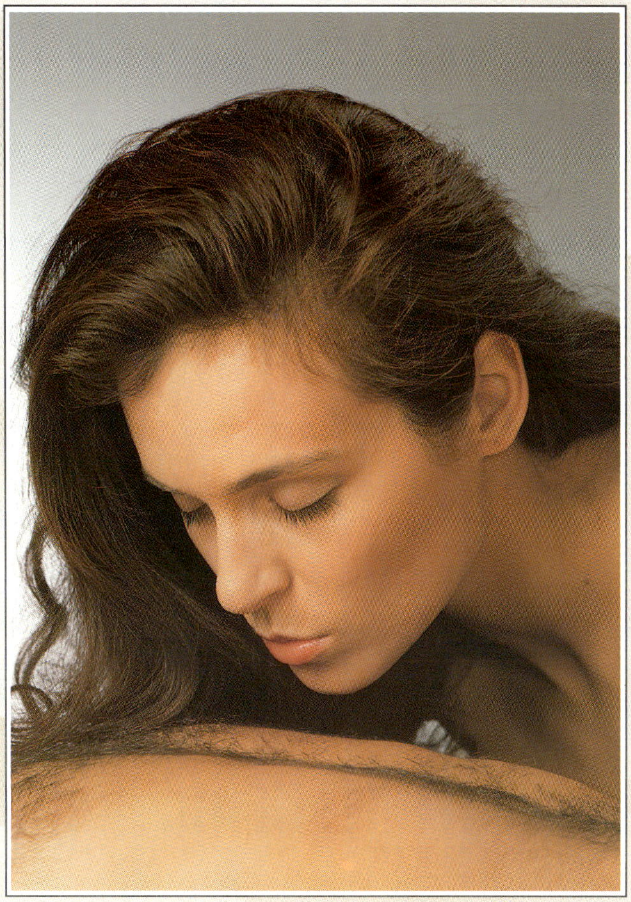

Nahezu elektrisierend wirkt das Nachfahren der Körperkonturen Ihrer Partnerin oder Ihres Partners. Mit einer Bewegung so zart wie ein Atemhauch streichen Sie mit Ihren Fingerspitzen über seinen ganzen Körper. Lassen Sie dabei nichts aus, weder die Brustwarzen noch die Innenseite der Schenkel. Noch viel mehr als schon bei der „normalen" Partnermassage gilt hier, daß die Genitalien keine „Sperrzone" sind, kein verbotenes Terrain, das man möglichst umgehen sollte. War sexuelle Erregung bei der Partnermassage bisher eher „zufällig", so ist sie jetzt sogar erwünscht.

Vielleicht hat die Entdekkungsreise in eine neue Sinnlichkeit Sie und Ihren Partner auf den Geschmack gebracht, und Sie haben – wortwörtlich – Lust. Lust auf eine erotische Massage, deren Ziel nur auf das eine gerichtet ist: auf Verführung und Sinnlichkeit „pur". Neben Ihren Händen können Sie dabei auch Ihre Haare, Lippen oder Zunge, Ihren Atem, eine zarte Feder oder Ihren Körper einsetzen.

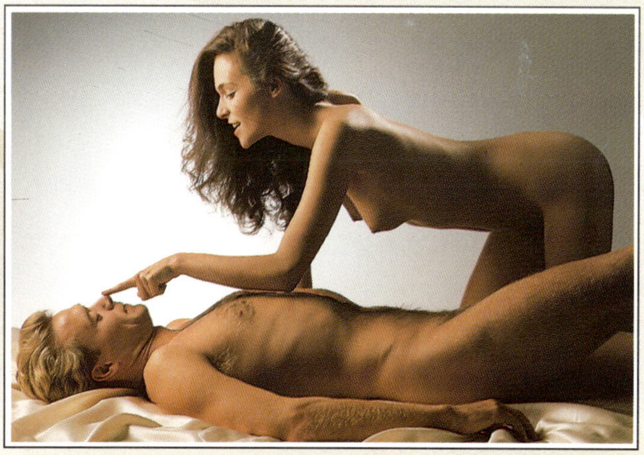

Wenn Ihr Partner erzittert und die feinen Härchen auf seinem Körper sich sträuben, bedeutet dies nicht, daß er friert . . . Vielmehr: er genießt. Mit allen Poren seines Körpers und mit jeder Faser seines Herzens. Setzen Sie dann Ihre Zunge ein, und lassen Sie sie abwechselnd ganz zart und dann wieder „schnellend" über seine Haut gleiten. Zu Ihrer eigenen Überraschung und der Ihres Partners werden Sie feststellen, daß sich sehr viel mehr erogene Zonen auf dem menschlichen Körper befinden, als Sie beide es sich vielleicht je erträumten: das Innere der Ohren, die Ohrläppchen, die überaus zarten Seiten des Halses, vor allem am Haaransatz, die Umgebung der männlichen Brustwarzen, die Innenseiten der Arme, Pobacken, Kniekehlen und die Rückseiten der Oberschenkel, die Handflächen und, besonders „ansprechbar", die Zwischenräume zwischen den einzelnen Fingern. All diese Stellen genießen Ihre Zunge oder das Streicheln mit einer zarten Feder.

Wenn Sie langes Haar haben, ist es für Ihren Partner ein besonderer Genuß, wenn Sie damit über seinen Körper fahren oder ihn mit leichten Kopfbewegungen sanft „peitschen". Sie können auch seinen ganzen Körper sanft „beatmen", indem Sie ihn, ein winziges Stückchen über seiner Haut, mit ihrem heißen Atem anhauchen. Wenn Sie mögen, können Sie die Zehen Ihres Partners auch zart mit der Zunge berühren, sie „anknabbern" und küssen. Bei der erotischen Massage dürfen Sie alle Mittel und Möglichkeiten einsetzen, die Ihre Phantasie Ihnen eingibt. Nichts ist verboten, alles ist erlaubt, was Ihnen beiden Spaß macht. Bedecken Sie auch das Gesicht Ihres Partners mit vielen, kleinen, zärtlichen Küssen, schauen Sie ihm tief in die Augen, und flüstern Sie ihm etwas Erregendes ins Ohr.

Und noch einmal zu den Geschlechtsteilen: Ging es bei der Partnermassage nicht gezielt um sexuelle Erregung, sondern um sanfte Berührung, so dürfen Sie jetzt Ihre Partnerin oder Ihren Partner erregen, ihn vielleicht sogar ein bißchen „necken", weil er stillhalten muß und Sie (noch) nicht in seine Arme schließen kann.

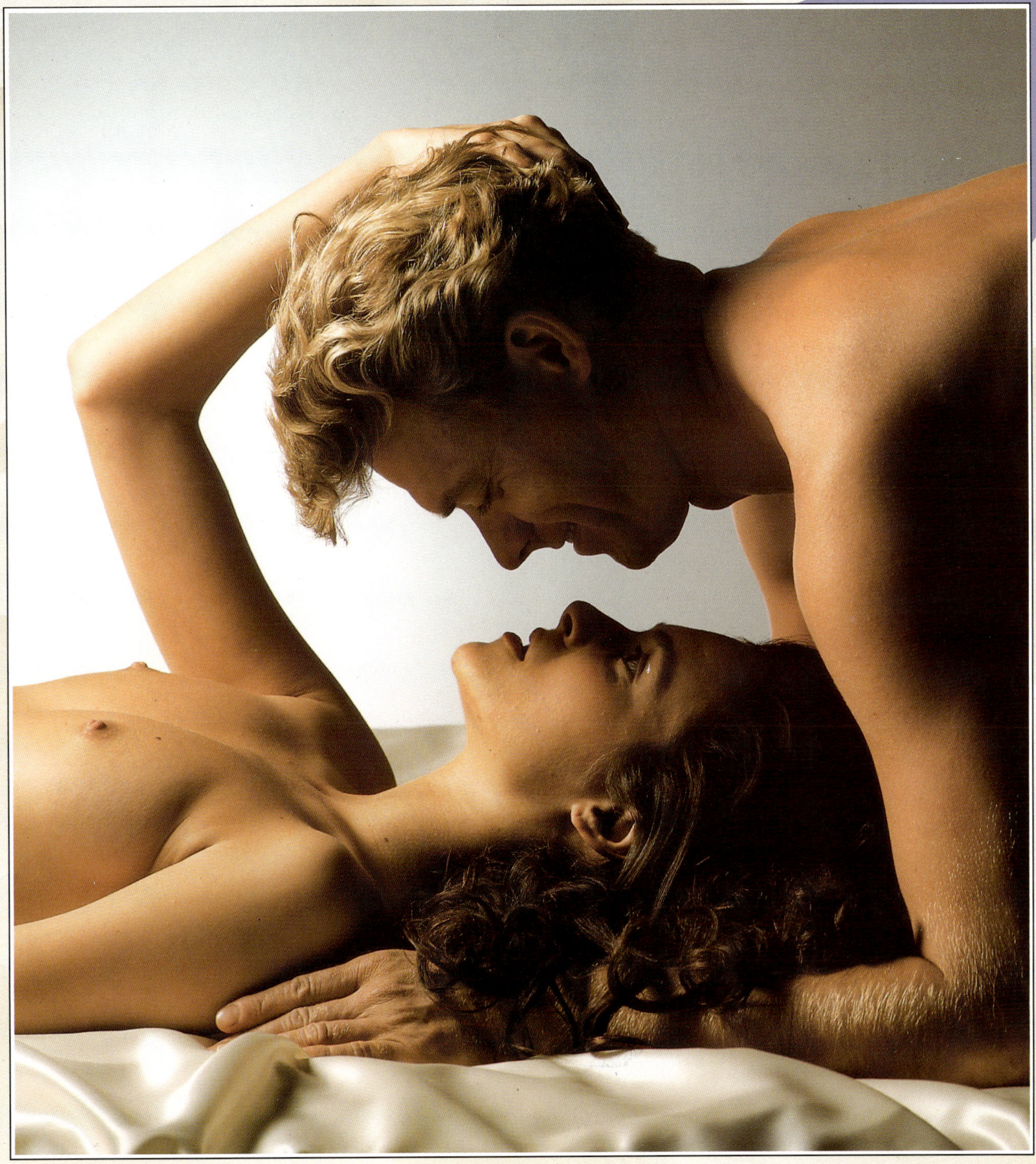

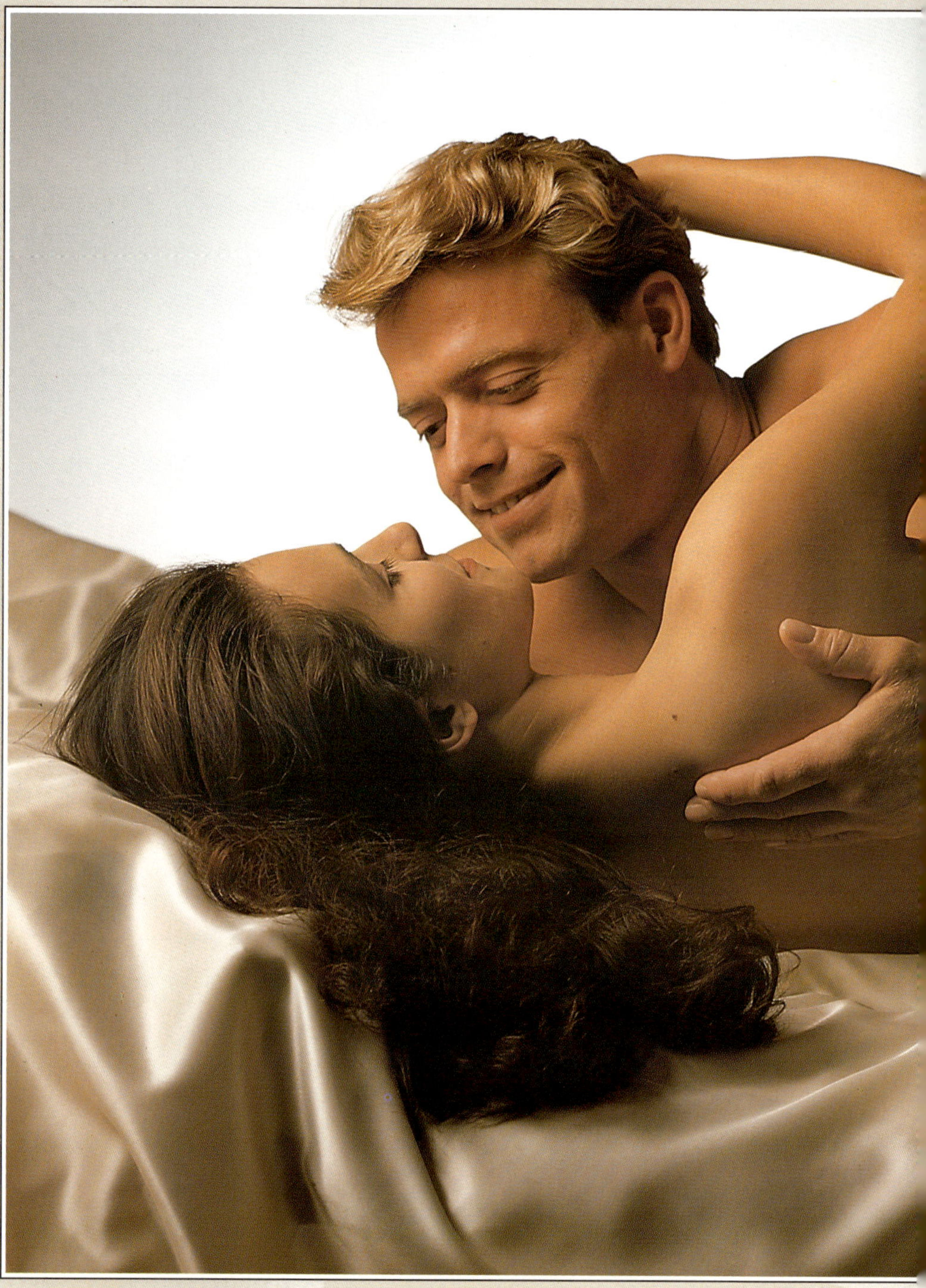

Die Geschlechtsteile sind keine isolierten Körperteile, sondern gehören zu einem zusammenhängenden physischen und psychischen System. Ihre Berührung ruft körperlich angenehme Empfindungen hervor. Ein Großteil der Erregung wird jedoch durch Einstellungen und Vorstellungen, also eigentlich im Kopf hervorgerufen. So ist – auch das ist vielleicht neu und überraschend für Sie – das Gehirn die wichtigste erogene Zone. Das heißt, Sie und Ihr Partner entscheiden mit Ihren Phantasien, mit Ihrem „geistigen Kino" ganz allein darüber, wie sehr Sie sich gegenseitig „anmachen" und stimulieren.

Wenn Sie Nachholbedürfnis an Zärtlichkeit haben, macht Sie an diesem Tag vielleicht schon die Massage so entspannt und glücklich, daß Sie kein Bedürfnis nach einem Orgasmus haben. Dann liegen Sie beide zum Abschluß der wunderbaren Reise über den Körper noch ein paar Minuten nebeneinander und nehmen sich zärtlich in die Arme, bevor Sie sich wieder dem Alltag stellen.

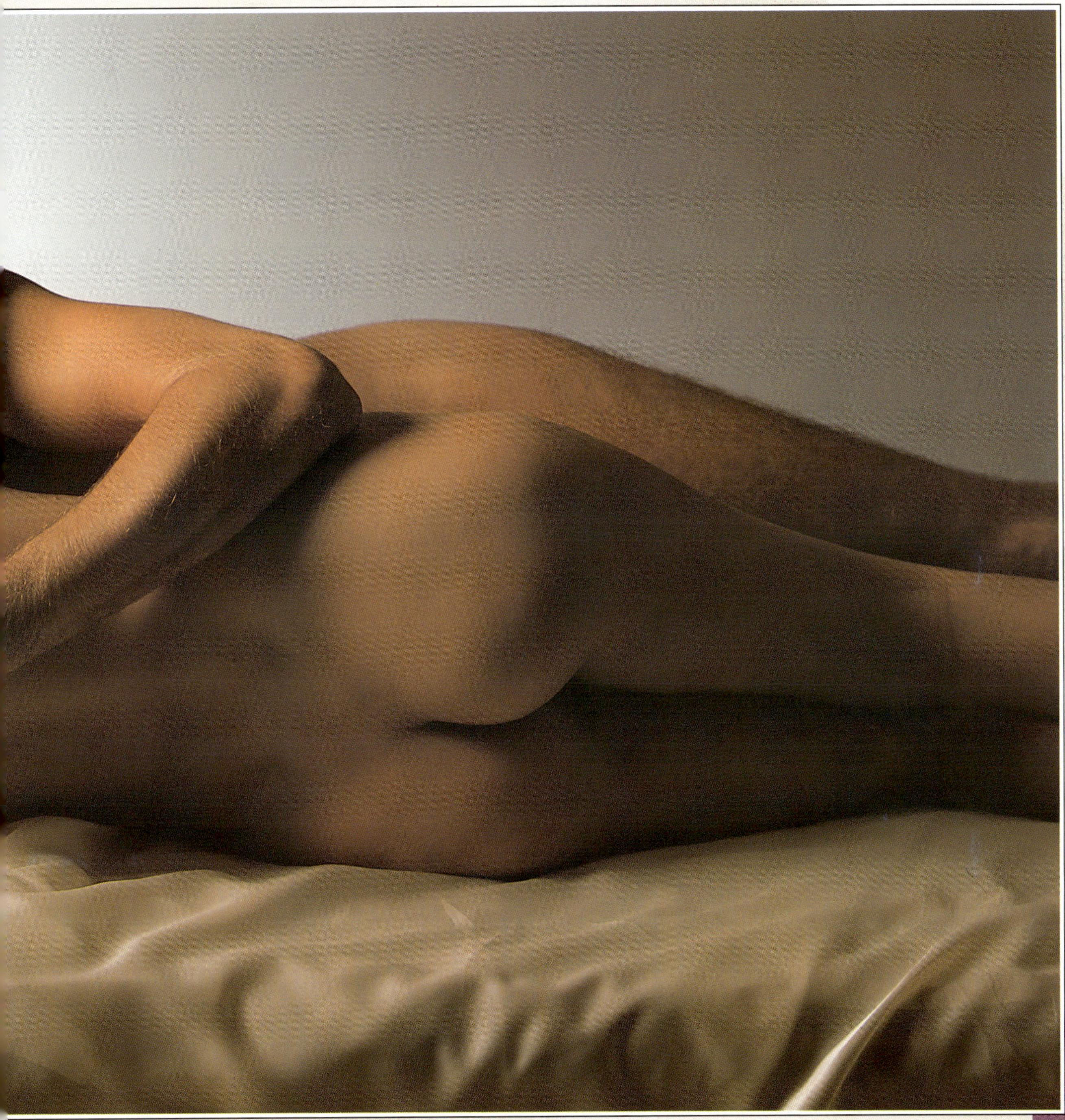

Wenn Sie Lust auf Sex haben, ist jetzt bestimmt der schönste Moment dafür: Ihr Körper ist wunderbar durchblutet und geschmeidig, Sie beide sind sich so nahe, Sie haben Lust aufeinander. Genießen Sie . . .

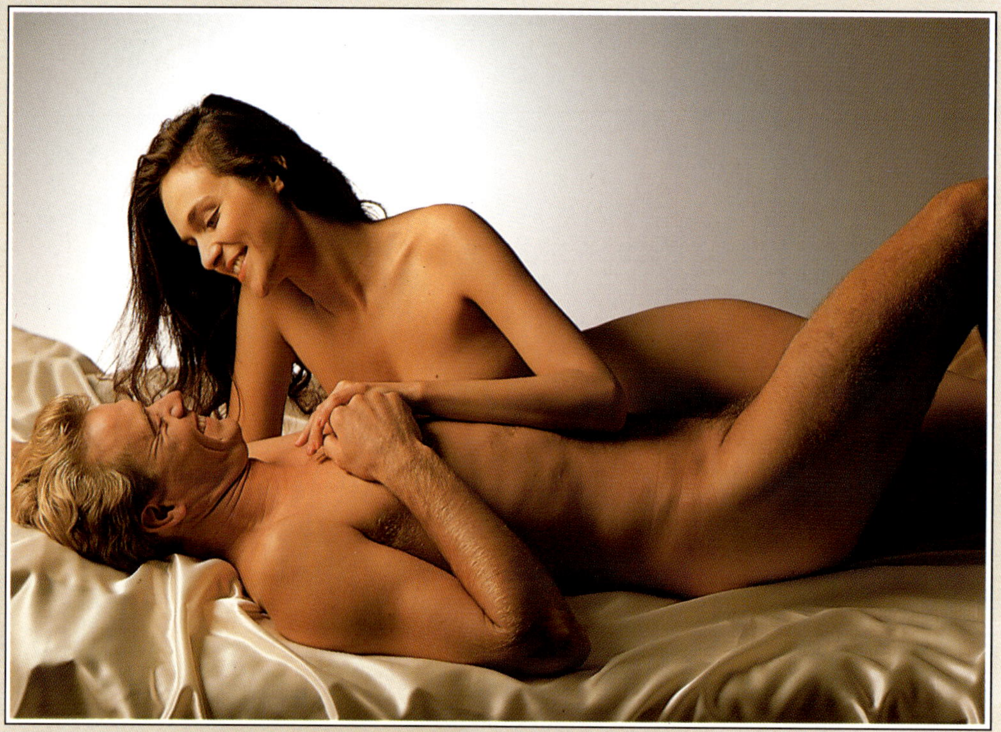

Die Momente nach der Partnermassage sind wie geschaffen zum Spielen, zum Experimentieren, zum Ausprobieren von Neuem, Ungewöhnlichem . . . Wie schön kann das Leben doch sein!

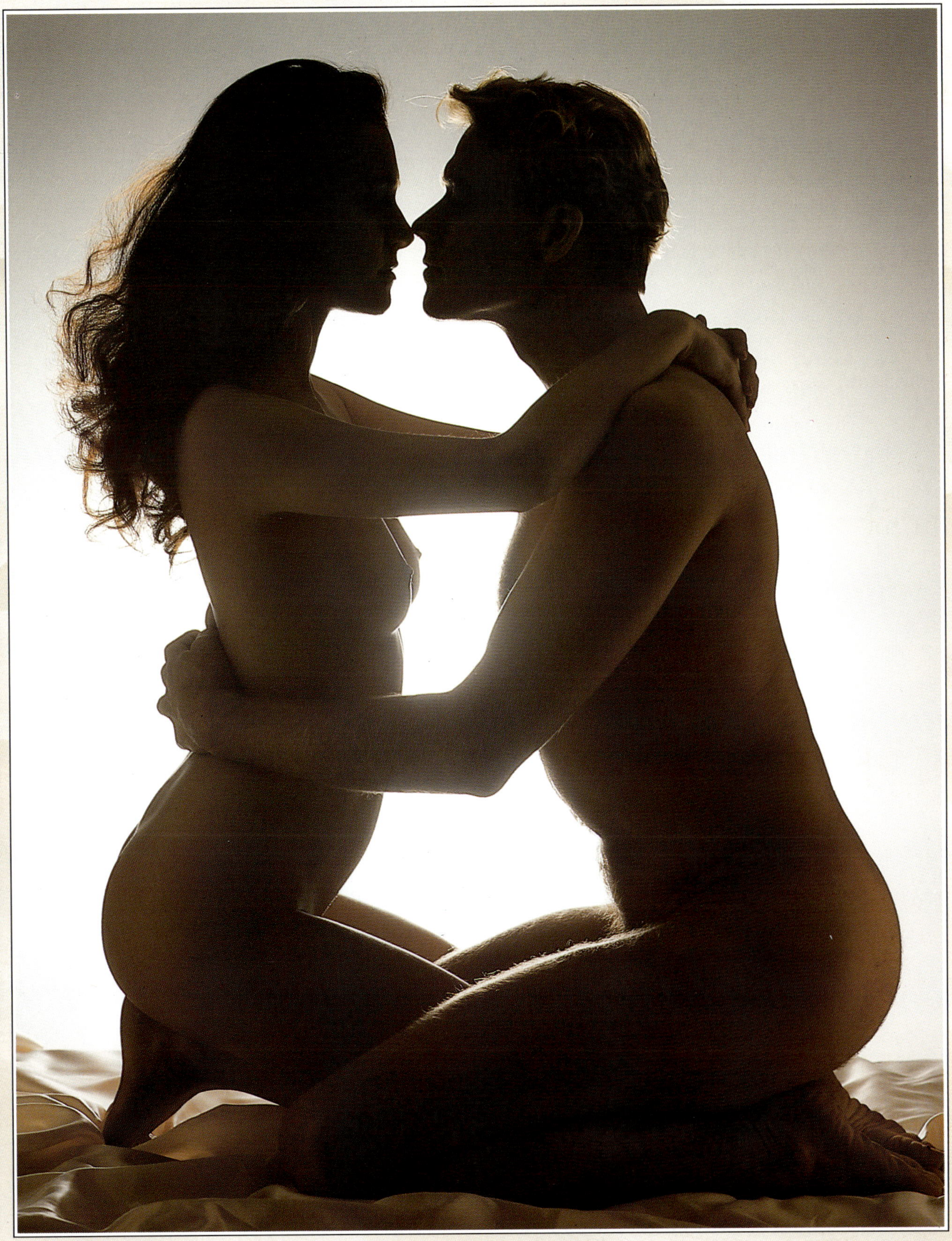

Partnermassage – die schönste Form der Berührung – erfüllt alle Sehnsüchte des Menschen nach Wärme und Zärtlichkeit. Gönnen Sie sich so oft wie möglich diese köstlichen Streicheleinheiten, die alles in Ihnen zum Klingen bringen. Sie „aufwühlen" oder sanft beruhigen. Verwöhnen Sie „ihn" oder „sie" mit Phantasie und Hingabe. Und wenn Sie beide auf den Geschmack gekommen sind, ist diese Form der Massage das schönste Vorspiel zur Liebe . . .

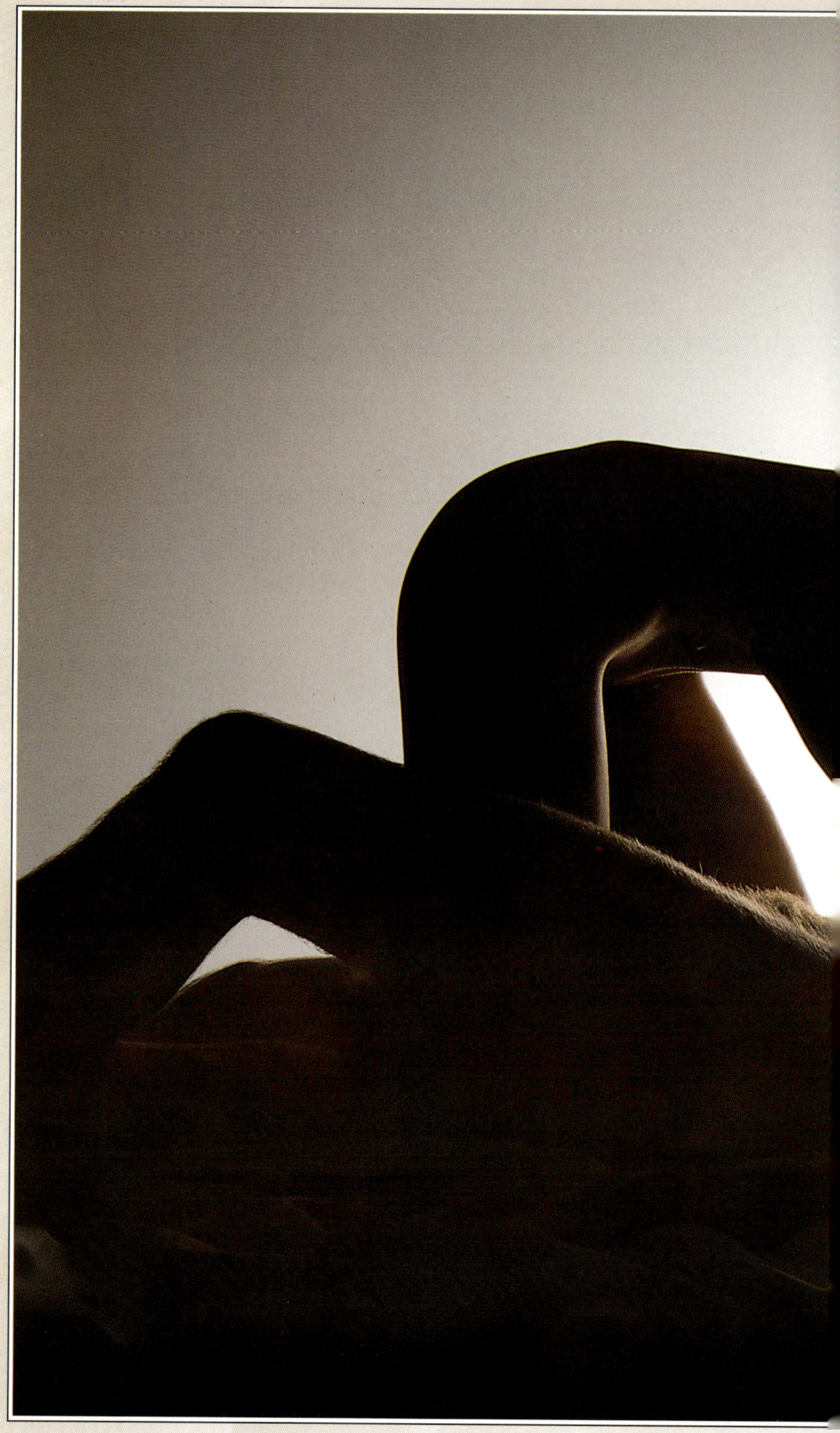

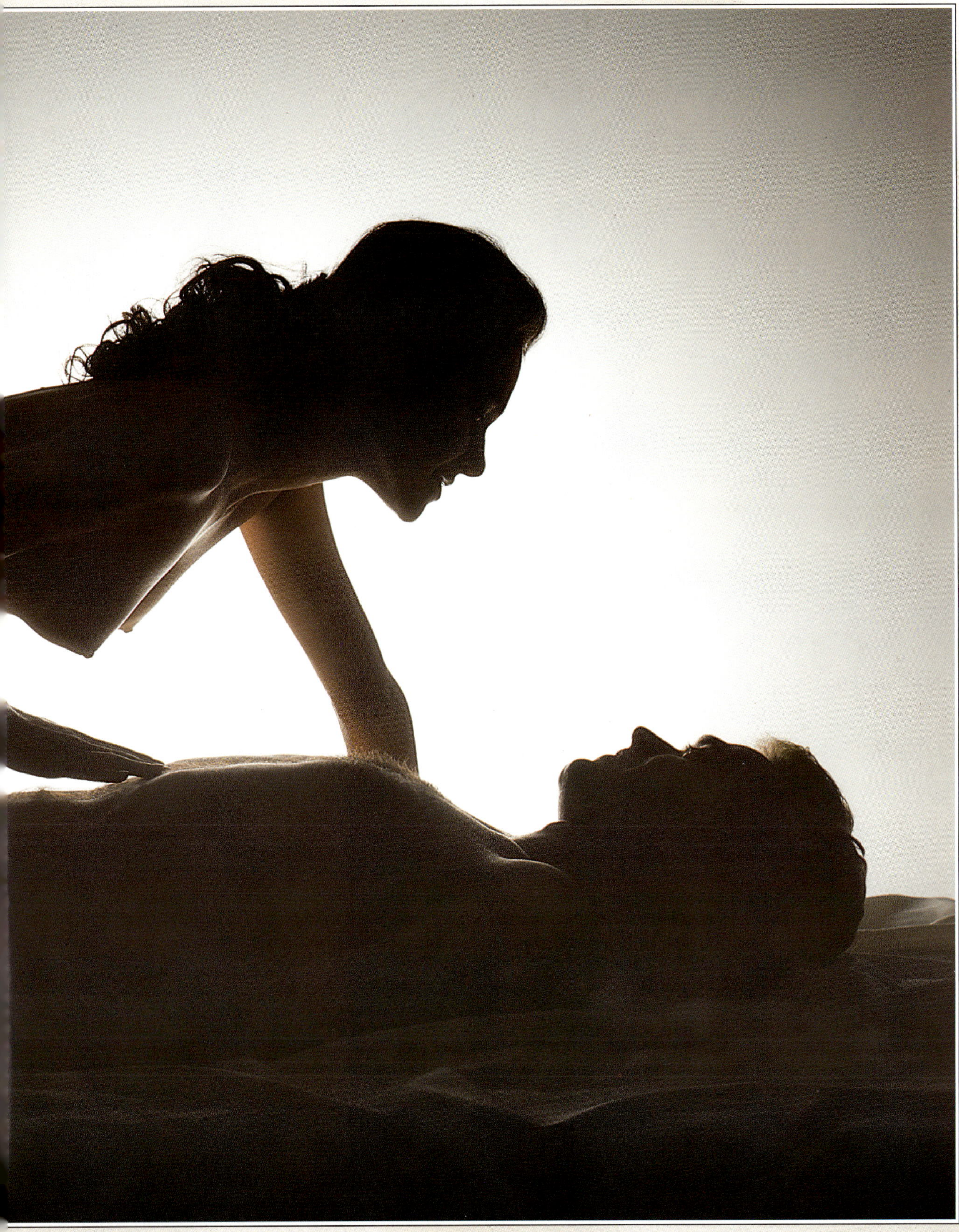

ISBN 3 8068 4444 5

Titelbild und Fotos: Foto Design Hesselmann (BFF), München

Satz: Grunewald. Satz & Repro GmbH, Kassel
Druck: Karl Neef GmbH & Co., Wittingen

817 2635 44